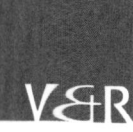

# PSYCHODYNAMIK **Kompakt**

Herausgegeben von
Franz Resch und Inge Seiffge-Krenke

Mathias Kohrs / Annegret Boll-Klatt

# Borderline – zwischen Trieb und Trauma

Mit 2 Abbildungen und 1 Tabelle

Vandenhoeck & Ruprecht

Bibliografische Information der Deutschen Nationalbibliothek:
Die Deutsche Nationalbibliothek verzeichnet diese Publikation in der
Deutschen Nationalbibliografie; detaillierte bibliografische Daten sind
im Internet über http://dnb.de abrufbar.

© 2019, Vandenhoeck & Ruprecht GmbH & Co. KG,
Theaterstraße 13, D-37073 Göttingen
Alle Rechte vorbehalten. Das Werk und seine Teile sind urheberrechtlich
geschützt. Jede Verwertung in anderen als den gesetzlich zugelassenen Fällen
bedarf der vorherigen schriftlichen Einwilligung des Verlages.

Umschlagabbildung: Paul Klee, Blaublick, 1927/akg-images

Satz: SchwabScantechnik, Göttingen
Druck und Bindung: ⊕ Hubert & Co. BuchPartner, Göttingen
Printed in the EU

**Vandenhoeck & Ruprecht Verlage | www.vandenhoeck-ruprecht-verlage.com**

ISSN 2566-6401
ISBN 978-3-525-40664-9

# Inhalt

Vorwort zur Reihe ..................................... 7

Vorwort zum Band ..................................... 9

Vorbemerkungen – »Machen Sie auch Borderline?« .......... 11

1 Eine kleine Geschichte der falschen Patienten ............. 14

2 Zwischen Trieb und Trauma – zur Geschichte
des Borderline-Konzepts .............................. 19
   2.1 Borderland – Orientierungen im Grenzgebiet .......... 19
   2.2 Beiträge der kleinianischen Psychoanalyse ............ 20
   2.3 Beiträge der Objektbeziehungstheorie ................ 23
   2.4 Beiträge der Mentalisierungsforschung ............... 28
   2.5 Beiträge der Psychotraumatologie .................... 33
      2.5.1 Symptome der BPS als
      »kreative Selbstheilungsversuche« ............... 36
      2.5.2 Plädoyer für ein Zusammenwirken
      der psychoökonomischen und der hermeneutisch-
      objektbeziehungstheoretischen Perspektive ....... 37

3 Diagnostik ........................................... 40
   3.1 Das diagnostische Dilemma: deskriptiv oder strukturell? 40
   3.2 Phänomenal-deskriptive Diagnostik .................. 42
      3.2.1 DSM-5 ...................................... 42
      3.2.2 ICD-10 ..................................... 43
      3.2.3 BSL ........................................ 44

3.3 Strukturelle Diagnostik .............................. 45
    3.3.1 STIPO ...................................... 45
    3.3.2 Reflective Functioning ........................ 47
3.4 Traumazentrierte Diagnostik ....................... 49

4 Therapeutische Ansätze: Konzepte zwischen Trieb und Trauma ........................................... 51
4.1 TFP – Übertragungsfokussierte Psychotherapie ........ 52
    4.1.1 Behandlungskonzept .......................... 53
    4.1.2 Die Therapievereinbarung ..................... 56
    4.1.3 Therapeutisches Vorgehen und Interventionsstrategien .................... 57
4.2 MBT – Mentalisierungsbasierte Psychotherapie ........ 59
4.3 Traumazentrierte Behandlungsansätze ................ 63

5 Beispiel einer Behandlung ............................. 67

Literatur ................................................ 72

# Vorwort zur Reihe

Zielsetzung von PSYCHODYNAMIK KOMPAKT ist es, alle psychotherapeutisch Interessierten, die in verschiedenen Settings mit unterschiedlichen Klientengruppen arbeiten, zu aktuellen und wichtigen Fragestellungen anzusprechen. Die Reihe soll Diskussionsgrundlagen liefern, den Forschungsstand aufarbeiten, Therapieerfahrungen vermitteln und neue Konzepte vorstellen: theoretisch fundiert, kurz, bündig und praxistauglich.

Die Psychoanalyse hat nicht nur historisch beeindruckende Modellvorstellungen für das Verständnis und die psychotherapeutische Behandlung von Patienten hervorgebracht. In den letzten Jahren sind neue Entwicklungen hinzugekommen, die klassische Konzepte erweitern, ergänzen und für den therapeutischen Alltag fruchtbar machen. Psychodynamisch denken und handeln ist mehr und mehr in verschiedensten Berufsfeldern gefordert, nicht nur in den klassischen psychotherapeutischen Angeboten. Mit einer schlanken Handreichung von 70 bis 80 Seiten je Band kann sich die Leserin, der Leser schnell und kompetent zu den unterschiedlichen Themen auf den Stand bringen.

Themenschwerpunkte sind unter anderem:
- *Kernbegriffe und Konzepte* wie zum Beispiel therapeutische Haltung und therapeutische Beziehung, Widerstand und Abwehr, Interventionsformen, Arbeitsbündnis, Übertragung und Gegenübertragung, Trauma, Mitgefühl und Achtsamkeit, Autonomie und Selbstbestimmung, Bindung.
- *Neuere und integrative Konzepte und Behandlungsansätze* wie zum Beispiel Übertragungsfokussierte Psychotherapie, Schematherapie, Mentalisierungsbasierte Therapie, Traumatherapie, internet-

basierte Therapie, Psychotherapie und Pharmakotherapie, Verhaltenstherapie und psychodynamische Ansätze.
- *Störungsbezogene Behandlungsansätze* wie zum Beispiel Dissoziation und Traumatisierung, Persönlichkeitsstörungen, Essstörungen, Borderline-Störungen bei Männern, autistische Störungen, ADHS bei Frauen.
- *Lösungen für Problemsituationen in Behandlungen* wie zum Beispiel bei Beginn und Ende der Therapie, suizidalen Gefährdungen, Schweigen, Verweigern, Agieren, Therapieabbrüchen; Kunst als therapeutisches Medium, Symbolisierung und Kreativität, Umgang mit Grenzen.
- *Arbeitsfelder jenseits klassischer Settings* wie zum Beispiel Supervision, psychodynamische Beratung, Soziale Arbeit, Arbeit mit Geflüchteten und Migranten, Psychotherapie im Alter, die Arbeit mit Angehörigen, Eltern, Familien, Gruppen, Eltern-Säuglings-Kleinkind-Psychotherapie.
- *Berufsbild, Effektivität, Evaluation* wie zum Beispiel zentrale Wirkprinzipien psychodynamischer Therapie, psychotherapeutische Identität, Psychotherapieforschung.

Alle Themen werden von ausgewiesenen Expertinnen und Experten bearbeitet. Die Bände enthalten Fallbeispiele und konkrete Umsetzungen für psychodynamisches Arbeiten. Ziel ist es, auch jenseits des therapeutischen Schulendenkens psychodynamische Konzepte verstehbar zu machen, deren Wirkprinzipien und Praxisfelder aufzuzeigen und damit für alle Therapeutinnen und Therapeuten eine gemeinsame Verständnisgrundlage zu schaffen, die den Dialog befördern kann.

*Franz Resch und Inge Seiffge-Krenke*

## Vorwort zum Band

Die Behandlung der schweren Persönlichkeitsstörungen, die »mit dem Begriff *Borderline* verbunden sind«, stellt den Kern des vorliegenden Buches dar. Auch wenn der Begriff der Borderline-Störung schon fast zum normalen Sprachgebrauch gehört, im Alltag wie eine Marke herumgezeigt zu werden droht und auch bizarre Kohärenzerfahrungen einzelner Gruppen ermöglicht, die in Internetforen zusammengeschweißt und durch Selbstverletzungen stabilisiert werden – auch wenn der Begriff also eine Bedeutungsdiffusion erleidet, liegen in der Regel doch schwere Leidensgeschichten, Bindungsstörungen, intrafamiliäre Traumatisierungen und schicksalshafte (auto-)aggressive Verhaltensweisen hinter den modischen Kulissen. Es besteht ein erheblicher Behandlungsbedarf aus individueller und gesellschaftlicher Perspektive.

Diesem Bedarf steht oft eine Ablehnung durch Therapeuten entgegen, da die Patientinnen und Patienten als schwierig, strukturell beeinträchtigt, sprunghaft, unverlässlich und unberechenbar erscheinen. Das Buch möchte den Borderline-Mythos durch klares Wissen ein wenig entzaubern und eine Lanze für die oft hart an sich arbeitenden Betroffenen brechen.

Eine historische Übersicht führt in die Begriffsgeschichte des »Borderline-Syndroms« zwischen »Trieb und Trauma« ein, wobei auf die Arbeiten von Melanie Klein und Otto Kernberg sowie auf die Gruppe um Peter Fonagy und Mary Target besonders eingegangen wird. Beiträge aus der Traumaforschung ergänzen das Bild und zeichnen die Symptome der Störung als kreative Selbstheilungsversuche auf. Intrapsychische und interpersonale Aspekte sind mit dem Borderline-Syndrom untrennbar verbunden.

Die Probleme der Diagnostik zeigen das Dilemma auf, die Borderline-Symptome als Ausdruck struktureller Defizite oder als nosologische Entität zu fassen. Die therapeutischen Möglichkeiten werden in aller Breite und Deutlichkeit dargestellt. Sie erweitern die Hoffnung bis zur Gewissheit, den Patienten heute auch evidenzbasiert helfen zu können. Die Übertragungsfokussierte Psychotherapie wird der Mentalisierungsbasierten Therapie gegenübergestellt und durch traumafokussierte Ansätze ergänzt. Ein eindrucksvolles Behandlungsbeispiel rundet die Darstellung ab.

Diese gelungene Übersicht über das Borderline-Syndrom, seine Diagnostik und Behandlungsmöglichkeiten gibt einen guten Einblick in den Forschungsstand und die Praxis dieses schwierigen Krankheitsbildes. Sie kann dazu dienen, Vorurteile abzubauen und negative Erwartungen durch Wissen zu ersetzen. Dieses anschaulich und engagiert geschriebene Buch ist allen Therapeutinnen und Therapeuten wärmstens zu empfehlen.

*Inge Seiffge-Krenke und Franz Resch*

# Vorbemerkungen –
# »Machen Sie auch Borderline?«

Der Begriff *Borderline* gehört heute fast zum alltäglichen Sprachgebrauch. Patienten, vor allem im Alter zwischen zwanzig und dreißig Jahren, melden sich oft schon telefonisch mit der entsprechenden Diagnose zur Psychotherapie an, meist in der – oft sehr begründeten – Befürchtung, abgewiesen zu werden. Bereits die Diagnose selbst wird für viele Patientinnen und Patienten zur Belastung, bei anderen hat man dagegen den Eindruck, sie leiste eher noch einen Beitrag zur Identitätsbildung; manche tragen sie geradezu wie ein Abzeichen vor sich her. Darüber hinaus gibt es Gruppenprozesse auf Therapiestationen, aber auch in Schulklassen und adoleszenten Peergroups, in denen Borderline-Prozesse geradezu zelebriert werden. Sowohl anorektische Hungerprozeduren wie ausgiebige selbstverletzende Handlungen werden wie selbstverständlich geschildert und aufrechterhalten, ein bizarrer Lebensstil stärkt die Kohärenz des Einzelnen wie der Gruppe, entsprechende Seiten im Internet liefern Anschauungs- und gewissermaßen Trainingsmaterial.

Dieses Buch beschäftigt sich vor allem mit der Entwicklung relevanter Konzepte zum Verständnis und zur Behandlung der schweren Persönlichkeitsstörungen, die mit dem Begriff *Borderline* verbunden sind. Sie betreffen in der klinischen Praxis überwiegend junge Erwachsene, die spätestens seit ihrer Adoleszenz mit sich, ihrer persönlichen wie beruflichen Entwicklung, ihren Beziehungen und ihrer generellen Lebensbewältigung erkennbar nicht zurechtkommen. Es besteht ein hoher Leidensdruck und erheblicher Behandlungsbedarf, schon aus individueller, aber auch aus kollektiver, gesellschaftlicher Perspektive.

Denn – und auch diese Frage soll aufgeworfen werden – wie kommt es, dass diese schweren Persönlichkeitsstörungen so sehr zugenommen haben? Treten sie tatsächlich häufiger und schwerer auf oder erkennen wir sie nur besser und früher? Diese Fragen sind kaum befriedigend und sicher nicht abschließend zu beantworten. Sie streifen aber gesellschaftliche, kulturelle, mithin kollektive Prozesse, über die es sich lohnt nachzudenken. Die westlichen postindustriellen Gesellschaften erleben seit einigen Jahrzehnten einen rasanten, sich weiter beschleunigenden Wandel, der hohe Ansprüche an jedes Individuum stellt – aber auch von einer großen Zahl von Menschen begeistert mitgestaltet wird. Gefragt sind expressive Selbstdarstellung, schnelle Wandlungs- und Anpassungsfähigkeit und die Bereitschaft, innerlich wie äußerlich, beruflich wie privat möglichst mobil und *versatil* zu sein, was übrigens laut Duden sowohl wandlungsfähig und geschmeidig bedeutet als auch ruhelos und wankelmütig.

Es könnte also sein, dass in gewissem Sinn Borderline Ausdruck und Krankheit unserer Zeit ist, so wie die Hysterie die Krankheit des ausgehenden 19. Jahrhunderts war. Damals dominierten strenge moralische Normen die Sozialisation, insbesondere in Hinblick auf Sexualität, festgelegte Zugehörigkeiten zu Geschlecht, Familie und sozialer Rolle. Diese engen Normen gaben Orientierung und Identität in Familie und Gesellschaft *und* sie produzierten spezifische psychische Konflikte und Neurosen, die sich zwischen Triebimpuls und internalisierten Verboten verstehen und behandeln ließen. Ermann spricht vom »ödipalen Sozialisationstyp«, der inzwischen »von einem postödipalen, narzisstischen Sozialisationstyp abgelöst« worden sei (Ermann, 2009, S. 7).

Wallerstein beschreibt 1991 bereits im Rückblick auf die Entwicklung der amerikanischen Selbstpsychologie durch Kohut eine gesellschaftliche Veränderung, die auch zu einem Wandel des psychoanalytischen Paradigmas geführt habe. Diesem liege nun nicht mehr »Konflikt und Konfliktlösung zugrunde, sondern Defizite und ihre Aufarbeitung, nicht die Konzeption des schuldigen Menschen als Personifizierung des ödipalen Dramas, sondern der tragische Mensch mit einem nichtintegrierten Selbst, das unter Streß zu Desorganisation und Fragmentierung neigt« (Wallerstein, 1991/2001, S. 661). Und genau damit sind wir hier befasst, mit der existenziellen Angst des Menschen vor dem Verlust des inneren und äußeren Zusammenhalts. Auch dies lässt sich als Schattenseite kollektiver Prozesse beschreiben, die – durchaus gewollt – der Individualität und Entwicklungsfreiheit des Einzelnen immer weniger Reglementierungen entgegensetzen. Dies führt zu Freiheit und potenziell auch zu Verlorenheit und – etwa im Kontext dysfunktionaler Familien – zu schweren Entwicklungsstörungen. Aus dieser Sicht könnte man viele Borderline-Patienten als »Modernisierungsverlierer« sehen, wie es Ulrich Sachsse einmal anmerkte (mündl. Mitteilung in Lindau, 2018).

Aber *Borderline* hat noch eine andere, noch dunklere Seite, die im psychoanalytischen Feld lange verleugnet wurde: In einer überwältigenden Mehrzahl der schweren Borderline-Pathologien findet sich in der biografischen Vorgeschichte ein familiärer Hintergrund mit chronischem sexuellem Missbrauch, schweren aggressiven Traumatisierungen und vielfältigen, nach außen oft kaum wahrnehmbaren emotionalen Misshandlungen, sogenannten Mikro- oder auch Bindungstraumatisierungen. Die klassische Psychoanalyse hat sich hier lange schwergetan, faktische Traumatisierung mit dem psychodynamischen Blick auf unbewusste Prozesse zu integrieren und in den Auswirkungen zu behandeln. Wir werden sehen, dass Borderline-Patientinnen und -Patienten uns häufig gewissermaßen dazu zwingen, diese beiden Perspektiven miteinander zu verbinden.

# 1 Eine kleine Geschichte der falschen Patienten

Die Patienten und die Phänomene, von denen in der Folge die Rede sein soll, spielen seit vielen Jahren in der stationären wie ambulanten klinischen Praxis der psychodynamischen Psychotherapie eine stetig wachsende Rolle. Dabei passten und passen sie eigentlich in kein Konzept, die therapeutische Behandlung ist äußerst anstrengend, sie »nimmt jeden Behandler mit«, und die Prognosen und Resultate sind – um es vorsichtig zu sagen – nicht immer sehr ermutigend.

Was soll aber die Rede von den »falschen Patienten«? Nun: Die psychoanalytisch begründeten Therapieverfahren, heute vielfach unter dem Dach der *psychodynamischen Psychotherapie* zusammengefasst, haben seit Freuds Zeiten eine rasante Entwicklung durchlaufen. Dennoch »blieb das Ziel, das Unbewusste bewusst zu machen, ein zentrales Anliegen aller psychodynamischen Verfahren« (Körner, 2016, S. 11 f.). Insgesamt besteht dabei ein gewisser Konsens, auf den die psychodynamischen Verfahren angewiesen sind, von dem sie zumindest implizit ausgehen: Patientinnen und Patienten kommen aufgrund psychischer Belastungen in die Behandlung, die sie ohne Hilfe nicht bewältigen können. Diese Belastungen stehen vielleicht auch im Zusammenhang mit schwierigen Lebensereignissen, etwa einer Trennung. Wegen des damit verbundenen Leidensdrucks wird also Hilfe gesucht: »Ich komme damit nicht mehr alleine zurecht, ich weiß eigentlich auch gar nicht genau, was mit mir los ist.« Der Psychotherapeut wird explizit als jemand aufgesucht und in Anspruch genommen, der mit seiner Kompetenz helfen soll, sich besser zu verstehen, eine Krise zu überwinden, sein Leben befriedigender zu gestalten oder Ähnliches. Daraus resultiert ein Arbeitsbündnis (vgl.

Staats, 2017, S. 13 ff.), das – hoffentlich! – die Stürme auch intensiver Übertragungs- und Gegenübertragungsprozesse übersteht und ohne das es nicht geht.

Entsprechend der psychoanalytischen Krankheitslehre und ihrer Behandlungstheorie und -technik gehen wir nun seit Freud davon aus, dass sich in den neurotischen Symptomen des Patienten mehr oder weniger verschlüsselt seine ungelösten unbewussten Konflikte, infantilen Triebfixierungen und pathogenen Objektbeziehungsmuster ausdrücken. Je nach der Schule, der wir angehören, werden wir versuchen, gemeinsam mit dem Patienten das Auftauchen, die Wiederholungen und unbewussten Reinszenierungen dieser Muster in seinem Leben, vor allem aber auch in der therapeutischen Beziehung zu erkennen, durchzuarbeiten und zu verstehen. Die Erfahrung zeigt, dass dieser Prozess dem Patienten in aller Regel zu einem vertieften Verständnis seiner selbst verhilft und seinen seelischen Entwicklungsprozess erheblich fördern kann. Dies ist zumeist mit deutlich erweiterten Spielräumen in der Lebensgestaltung des Patienten und weniger neurotischem Leerlauf verbunden.

Nur: Bei Borderline-Patienten funktioniert das so nicht! Der prototypische Borderline-Patient beschreibt in aller Regel weniger emotionale Probleme als vielmehr Zustände, Befindlichkeiten, unter denen er leidet, die er aber meist gar nicht ursächlich mit sich selbst in Verbindung bringt. Dazu kommen meist diverse hochriskante und destruktive Verhaltensweisen, die kaum problematisiert werden oder sogar deutlich *ich-synton* präsentiert werden: aggressive Durchbrüche bis hin zu manifester Körperverletzung, impulsives Autofahren, riskante Sportarten, polymorph perverse und promiskuitive Sexualität, chronische Selbstverletzungen, schwere Essstörungen, multiple Süchte und Ähnliches mehr.

Nach dem eigenen Verständnis seiner zumeist offensichtlichen und erheblichen Probleme gefragt, wird zumeist eine durchgängige Schwierigkeit geschildert, mit der Welt zurechtzukommen, in die er nicht hineinpasse, die ihn nicht verstehe, die er verändern wolle. Dahinter stehen dann aber konkret oft schon mehrfach gescheiterte

Schul- und Ausbildungsversuche und eine erkennbar unklare, eventuell bereits fast aussichtslose berufliche Perspektive. Sofern dann eine Behandlung begonnen wird, kommt es meist sehr bald zu Spannungen innerhalb der therapeutischen Beziehung, die zunächst kaum zu klären sind. Sie werden meist durch die üblichen Grenzen und Regeln des psychotherapeutischen Settings ausgelöst und führen zu Konflikten, die recht genau das oft chaotische private und berufliche Leben dieser Patientinnen und Patienten abbilden. Zur Einstimmung ein Beispiel:

Frau A., eine 28-jährige Patientin, kommt zum Erstinterview. Sie stürmt geradezu in den Raum, eilt zur Terrassentür und öffnet diese. Sie müsse unbedingt lüften, die Aggressivität im Raum sei nicht auszuhalten, hier sei sicher gerade einiges los gewesen, das könne sie sich direkt vorstellen! Sie sei hypersensitiv, könne außerordentlich feine Schwingungen wahrnehmen, was ihr immer wieder Ärger einbringe. Auf die Frage des Therapeuten, ob es sich eventuell auch um eigene Spannungen handeln könne, die vielleicht mit dem möglichen Beginn einer Therapie zusammenhingen, das sei doch vorstellbar ..., kommt es zu einem ersten heftigen Wutanfall. Wenn ihre Wahrnehmungen hier nicht akzeptiert würden, könne man die Behandlung gleich beenden, das kenne sie ja schon, auch ihre Vorgesetzten könnten ihre präzisen Wahrnehmungen oft nicht wertschätzen, dann gehe sie eben wieder!

Als Therapeut oder Therapeutin gerät man hier schnell in ein Dilemma: Besteht man auf der eigenen Perspektive und zwingt der Patientin via »Deutungshoheit« einen Zusammenhang auf, wird diese vermutlich die Behandlung bald abbrechen oder sich unterwerfen und vermeintliche Einsichten produzieren, um die Beziehung zu erhalten. Lässt man sich aber zu sehr auf die innere Realität der Patientin ein, gerät man schnell in einen chaotischen und verwirrenden Kosmos, der unter Umständen kaum noch eine produktive psychotherapeutische Arbeit zulässt.

Diese erkennbar schwierigen behandlungstechnischen Fragen werden noch dadurch verkompliziert, dass die typische Borderline-

Patientin, der typische Borderline-Patient ein sehr brüchiges, widersprüchliches und inkonsistentes Selbstbild hat. Als Therapeut muss man im Grunde in jeder Sitzung neu – und tatsächlich auch *während* jeder Sitzung wiederholt – herausarbeiten, mit wem man es gerade zu tun hat. Dabei übersieht man dann oft – und das ist mindestens genauso wichtig –, wer man selbst gerade ist.

Diese und weitere Schwierigkeiten haben jedenfalls sehr lange dazu geführt, dass diese Patienten nicht sehr wirksam behandelt werden konnten und von vielen Psychoanalytikern ungern in die Behandlung genommen wurden, eben weil eine klassische Psychoanalyse mit der Deutung von umschriebenen intrapsychischen Konflikten, Widerstand und Übertragung/Gegenübertragung kaum zu stabilen Erfolgen führte. Allerdings – und damit kommen wir allmählich zu einem ersten Blick in die Geschichte – haben Grenzfälle die psychoanalytische Theorienbildung und damit auch ihre Behandlungstechnik von Beginn an herausgefordert und gewissermaßen zum Fortschreiten gezwungen. Gleichzeitig führt die Komplexität – gewissermaßen auch die Infektiösität – des Gegenstands Borderline häufig zu extremen Kontroversen im Rahmen wissenschaftlicher und kollegialer Diskurse mit erheblicher Belastung der entsprechenden Beziehungen.

Ein Beispiel der Autoren: Als sich die Autorin und der Autor dieses Bandes vor vielen Jahren trafen, um ein gemeinsames Vortragsprojekt zum Thema »Borderline« zu besprechen, schilderten beide ihre Vorstellungen, ihre Erfahrungen mit entsprechenden Patienten und Schwerpunkte ihrer Orientierung. Dazu muss mitgedacht werden, dass die Eine langjährige Erfahrung in der Leitung psychosomatischer Stationen mit den entsprechenden Patienten und stationären Behandlungsstrategien hatte. Der Andere hatte ebenso langjährige Erfahrungen aus der ambulanten Therapie im Rahmen einer freien psychoanalytischen Praxis. Beide fuhren danach heim und durchlebten eine schwere ambivalente Krise, die zunächst von beiden projektiv und aggressiv verarbeitet wurde: Der/die Andere habe eigentlich gezeigt, dass er/sie das Thema völlig falsch angehe, die genannten Patientenbeispiele waren auch nicht passend – die typischen leichten Fälle aus der ambulanten Praxis bzw. chronifizierte Fälle aus der Psychosomatik, allenfalls noch aggraviert mit psychotischen Episoden. Wenig später kippte das Vexierbild: Eventuell habe der/die Andere aber doch eigentlich mehr Wissen über die eigentlichen Borderline-Fälle und man selbst habe sich eigentlich ziemlich blamiert. – Was nun? Glücklicherweise verfügten wir damals bereits über ausreichende Mentalisierungsfähigkeit – und Kränkungsbereitschaft –, um uns darüber ins Gespräch zu bringen. Es zeigte sich dann natürlich sehr bald, dass wir genau der Dynamik erlegen waren, die das Leben aller Borderline-Patienten bestimmt, nur ungleich intensiver, kränkender und destruktiver – nach innen wie nach außen!

# 2 Zwischen Trieb und Trauma – zur Geschichte des Borderline-Konzepts

Im Folgenden soll ein kurzer Einblick in die über hundert Jahre währende Beschäftigung mit den »grenzwertigen« Phänomenen des Borderline-Syndroms gegeben werden. Wie sich zeigen lässt, haben sehr unterschiedliche psychoanalytische Schulen sehr unterschiedliche Perspektiven auf ganz unterschiedliche Dimensionen dieses Störungsfeldes entwickelt. Sie alle haben entscheidend zum heutigen Verständnis der schweren Persönlichkeitsstörungen beigetragen.

## 2.1 Borderland – Orientierungen im Grenzgebiet

Der Begriff *Borderline* wird in der Literatur auf C. H. Hughes zurückgeführt, der 1884 ein Störungsbild beschrieb, das er allerdings *Borderland* nannte (Hughes, 1884; vgl. Dulz, 2011a). Er beschreibt unterschiedliche Patienten mit einer Vielzahl von Symptomen, die sich nur schwer einordnen lassen. Sie variieren zwischen eigentümlichen Körperempfindungen und -beschwerden (Schmerzen, Kribbeln, Geräusche, Taubheit) ohne somatomedizinischen Befund, bizarren Ängsten und Überzeugungen bezüglich bestimmter Objekte, Menschen oder Situationen sowie Verhaltensauffälligkeiten wie rituellen Handlungen, Kontaktscheu und Ähnlichem bei durchaus erhaltener Lebensbewältigung. Hughes beschreibt jeweils einen Elternteil oder beide Eltern dieser Patienten als auffällig nervös und labil. Bei der Lektüre wird auch deutlich, dass er große Mühe hat, die Patienten diagnostisch den damaligen psychiatrischen Dimensionen zuzuordnen.

Diese Schwierigkeit zieht sich bis heute wie ein roter Faden durch die Literatur. Freud selbst hat den Begriff »Borderline« nie benutzt, er hat aber – wie etwa Hartmann (2018) zeigt – Grundlagen für eine spätere psychoanalytische Konzeption dieser Störungsbilder gelegt. Insbesondere bot die triebtheoretische Libidotheorie die Perspektive eines Kontinuums zwischen den (psychoanalytisch behandelbaren) Neurosen und den (in den schwersten Fällen unbehandelbaren) psychotischen Entgleisungen. Dies sollte sich als entscheidend erweisen, denn zunächst dominierten Versuche, die schwer gestörten Patientinnen und Patienten entweder dem einen Lager – als »pseudoneurotische Form der Schizophrenie« – oder dem anderen Lager – als »pseudoschizophrene Neurose« – zuzuordnen (Hartmann, 2018, S. 21). Für beide Positionen gab es zahlreiche Argumente und Vertreter, aber letztlich erwies sich ein dritter Weg als fruchtbarer, der bei aller symptomatischen Vielfalt doch bedeutsamen Spezifität dieser Störung psychoanalytisch gerecht zu werden.

## 2.2 Beiträge der kleinianischen Psychoanalyse

Die Arbeiten Melanie Kleins (1927, 1946, 1957) hatten deutlich gemacht, dass die frühe intrapsychische Entwicklung vor allem als die Auseinandersetzung des Kleinkinds mit archaischen, überwältigenden und verwirrenden Vorstellungen vom Selbst und seinen Objekten zu verstehen sei. In Kleins Verständnis tragen insbesondere die beängstigenden eigenen aggressiven und destruktiven Affekte und Impulse dazu bei, dass in der kindlichen Vorstellungswelt *Gutes* und *Böses* noch sehr getrennt gehalten werden müssen. Die frühkindliche Vorstellungswelt integriert also noch keine realistischen Konzepte des Selbst und seiner Objekte, sondern orientiert sich an gespaltenen Repräsentanzen, die an Märchenfiguren und Traumbilder erinnern. Für ein Verständnis dieser Konzeption sind drei Axiome unerlässlich:
1. Die *frühen Objekte* bei Klein repräsentieren keinesfalls realistische – gewissermaßen historisch-biografisch korrekte – Abbilder

realer Personen. Sie bilden vielmehr frühe, hochintensive Zustände des Kleinkinds ab, die natürlich *auch* etwa von den Eltern beeinflusst sind, affektiv aber vor allem durch die rohen, beängstigenden Affekte des Kindes aufgeladen werden, die noch nicht wirklich psychische Qualität haben, sondern eher körperliche Befindlichkeiten darstellen (vgl. Hinshelwood, 2004, S. 38). Viele umgangssprachliche Redewendungen bilden noch ab, was Klein meint: der beißende Hunger, die nagende Angst, die rasende Wut, die eisige Angst …, aber auch: die *gute Brust* – das »Verwandlungsobjekt« bei Bollas (1987/2012) –, die Todesangst in Seligkeit verwandelt. In der kleinianischen Konzeption steht erkennbar nicht so sehr das Drängen der Triebimpulse im Mittelpunkt der frühkindlichen Entwicklung, sondern die Bewältigung überflutender archaischer Ängste, die das fragile kindliche Selbst existenziell bedrohen. In dieser kurzen Beschreibung sollte bereits deutlich werden, dass hier spürbare Analogien zur Innenwelt vieler Borderline-Patienten bestehen, in der es eigentlich fast immer um *alles oder nichts* geht.

2. Diese Zustände, die offenbar schon weit vor der Symbolisierungsfähigkeit – sei es in Sprache oder in Bildern – als unerträglich ängstigende Beziehungen zu machtvollen Objekten erlebt werden, werden mithilfe eines frühen psychischen Mechanismus bewältigt, den Klein als Erste beschrieben und *projektive Identifizierung* genannt hat. Er besteht darin, dass das Kind versucht, sich unerträglicher Zustände, Befindlichkeiten und Gefühle zu entledigen. Da reife und integrierende psychische Funktionen noch sehr gering entwickelt sind, folgt diese archaische Funktion den basalen Stoffwechselfunktionen der Einverleibung *(Introjektion)* des Guten und der Ausstoßung *(Projektion)* des Schlechten. Unerträgliche – meist aggressive und ängstigende – Zustände werden dabei in das Gegenüber, typischerweise die Mutter, projiziert und diesem dann zugeschrieben. Der Vorgang ist in früher Kindheit keineswegs pathologisch, sondern entspricht einem primitiven Abwehr- und Bewältigungsmechanismus. Er erfüllt aber auch eine vitale Kommunikationsfunktion, denn die Mutter – Sensibilität und Tole-

ranz vorausgesetzt – wird auf diesem Wege unmittelbar die Not ihres Kindes spüren, in sich aufnehmen, verarbeiten und beantworten können. Klein nennt diese Phase der psychischen Entwicklung die *paranoid-schizoide Position*. Sie bezeichnet damit die Dominanz gespaltener Vorstellungen vom Selbst und seinen Objekten sowie die verfolgende Qualität einer heraufdämmernden psychischen Innenwelt, in der zwischen dem Selbst und den Objekten noch keine sicheren Grenzen bestehen. Es besteht eine mehr oder weniger latente Verfolgungsangst durch die permanente Aufladung der inneren Objekte mit unerträglichen Affekten, die zwar das Selbst unmittelbar entlastet – aber eben um den Preis der Bedrohung durch diese.

3. Die Bezeichnung *Position* ist bedeutsam. Sie bezeichnet eine frühe, vorsymbolische psychische Organisationsform, die einerseits und grundlegend durch die strukturelle Bildung integrierter Repräsentanzen des Selbst, seiner Objekte und der Beziehungen zwischen beiden überwunden werden soll. Andererseits ist diese Position regressiv – insbesondere unter dem Druck krisenhafter psychischer Belastungen – jederzeit reaktivierbar. Dies ist sowohl individuell als auch kollektiv beobachtbar, wenn etwa in Zeiten diffuser Beunruhigung nicht nur sofort ein Schuldiger – eigentlich ein Sündenbock – gesucht, sondern in der Regel auch sehr schnell gefunden wird. Sowohl in der Entwicklung des Kleinkinds als auch im Lebensprozess jedes Erwachsenen geht es aus Sicht der kleinianischen Psychologie immer wieder darum, die *paranoid-schizoide Position* mit ihren spezifischen Spaltungen zu bewältigen und zu überwinden, um Vorstellungen von sich und den wichtigen Anderen zu integrieren. Dieser Schritt beinhaltet keineswegs nur eine kognitive Integration. Er ist vielmehr mit der Anerkennung eigener aggressiver, destruktiver und sexueller Impulse und Handlungen verbunden, für die es dann Verantwortung zu übernehmen gilt. Das führt zu erheblichen Schuld- und Schamkrisen, aber auch zur Fähigkeit, eigene Fehler zu bedauern und Wiedergutmachung anzustreben, um Beziehungen zu

erhalten. Borderline-Patienten gelingt dies häufig nur temporär, da der Teufelskreis aus existenziellen Ängsten und destruktiven Wutausbrüchen zu immer neuen Eskalationen im Leben dieser Menschen führt, die dann immer wieder projektiv externalisiert werden müssen.

## 2.3 Beiträge der Objektbeziehungstheorie

Hier ist vor allem die Arbeit Kernbergs zu nennen, der bereits 1975 eine bis heute wegweisende Arbeit vorgelegt hat, in der er die im Grunde fast unüberschaubare Fülle an Befunden und Literatur zu einer Konzeption aller schweren Persönlichkeitsstörungen integriert und die bis heute die psychodynamischen Konzeptionen bezüglich der Pathogenese wie auch der Behandlung dieser Patienten maßgeblich beeinflusst. Er konnte überzeugend darstellen, dass einer Vielzahl schwerer Persönlichkeitsstörungen eine spezifische Strukturpathologie zugrunde liegt, die er *Borderline-Persönlichkeitsorganisation* nennt (Kernberg u. Levy, 2011). Dadurch wurde es möglich, die schillernde und auch im einzelnen Patienten unter Umständen äußerst fluide Symptomatik als Ergebnis struktureller Besonderheiten zu verstehen. Insbesondere wurde so auch das Phänomen der archaischen Abwehrmechanismen, die bei den schweren Persönlichkeitsstörungen das Bild bestimmen, in seiner Entstehung und Funktion verständlich. Sie wurden bereits bei Anna Freud (1936/1975) beschrieben, die eine Ich-psychologische Systematik der Abwehrmechanismen vorgelegt hatte (vgl. Boll-Klatt u. Kohrs, 2018, S. 35 ff.). Wichtige Beispiele sind:
– *Projektion* und *projektive Identifizierung* sind die prototypischen Abwehrstrategien im Rahmen der Borderline-Störung (vgl. Seiffge-Krenke, 2017, S. 48 ff.). Sie führen zu emotional hoch aufgeladenen und äußerst verwirrenden Situationen und Prozessen in allen denkbaren Beziehungskontexten, insbesondere auch in therapeutischen Übertragungsbeziehungen. Grundsätzlich werden alle unerträglichen

Anteile des Selbst – insbesondere aggressive Impulse und negative Eigenschaften – nicht als solche wahrgenommen, sondern im Anderen, aber auch in der Gesellschaft usw. verortet und dort bekämpft. »Ich höre an Ihrem ›Hm‹ schon, dass Sie mir das gar nicht zutrauen! Das entmutigt mich natürlich vollkommen und ich weiß nicht, wie mir so eine Therapie helfen soll!«

- *Idealisierung* und *Entwertung*: Die innere Welt des Patienten wird extrem in Feinde und Freunde gespalten, es gibt kein Dazwischen, keine Grautöne. Im therapeutischen Kontext wird der Therapeut im Zuge einer narzisstischen Vereinnahmung häufig zum hoch idealisierten Alliierten, Seelenverwandten und Ähnlichem, was sich für junge, aber durchaus auch für erfahrene Kolleginnen und Kollegen durchaus angenehm und verführerisch gestalten kann. Das verlockende Angebot wird früher oder später – in der Regel bei ersten Frustrationen im Kontakt mit realistischen Grenzen – in sein Gegenteil kippen, eine Entwertung, aus der es dann oft kein Entkommen mehr gibt.
- *Verleugnung*: Der Zusammenhang zwischen intensiven destruktiven Impulsen und Handlungen und deren Konsequenzen für emotionale Beziehungen und das Leben der Betreffenden wird negiert.
- *Omnipotente Kontrolle* ist Bestandteil aller borderlinetypischen Abwehrstrategien. Sie basiert auf der basalen, intensiven Angst dieser Patienten vor Abhängigkeit, Trennung und Verlust und kann in offenkundigen Manövern erkennbar werden, die das gesamte Beziehungsgeschehen – gerade auch im Rahmen einer Psychotherapie – dominieren sollen. Sie kann aber auch sehr subtil wirksam werden und führt dann beispielsweise zu einer zunächst kaum wahrnehmbaren Einengung im Denken des Therapeuten. Dies beruht dann etwa auf der Unerträglichkeit der Angewiesenheit des Patienten von eben diesem unabhängigen Denken des Therapeuten, was intensiven Neid und Angst auslösen kann. Er sabotiert das gemeinsame Denken und die Weiterentwickelung des therapeutischen Prozesses dann unter Umständen, indem er scheinbar über Interventionen und Deutungen nachdenkt, sie aber bald verwirft,

keine gedanklichen Konsequenzen daraus zieht oder auch jeden Gedanken des Therapeuten, der Therapeutin für sich reklamiert: »Interessant, das habe ich auch schon gedacht!«

Von zentraler Bedeutung ist die von Kernberg zugrunde gelegte entwicklungspsychologische Konzeption. Sie beschreibt die Reifung der kindlichen Psyche nicht entlang psychosexueller Stadien – »Triebe und Triebschicksale« bei Freud (1915/1999) –, sondern entlang der Differenzierung und Integration der bewussten und unbewussten Repräsentanzen des Selbst, seiner Objekte und der affektiven Beziehungen zwischen ihnen. Diese Entwicklung nimmt ihren Ursprung in den allerfrühesten hoch affektiven Erfahrungen des Säuglings. Kernberg geht davon aus, dass die ersten Internalisierungen – gewissermaßen die molekularen Bausteine – auf dem Wege einer psychischen Strukturbildung auf archaischen Objektbeziehungseinheiten aufbauen. Diese bestehen aus jeweils *einem* dominierenden Affekt (lustvoll *oder* unlustvoll) und archaischen, noch sehr undifferenzierten Wahrnehmungen eines Selbst in Beziehung zu einem Objekt.

Für die späteren Implikationen ist hier stets zu bedenken, dass es sich um ein sehr frühes Stadium der Entwicklung handelt, dessen Repräsentanzen keinesfalls gewissermaßen historisch korrekte Personen und deren Interaktionen abbilden. Es handelt sich eher um die Repräsentanzen archaischer und noch sehr körperlicher Befindlichkeiten und Zustände, die affektiv hoch aufgeladen offenbar als Begegnungen und Beziehungen internalisiert werden, wie dies bereits bei Klein beschrieben wurde (vgl. Kapitel 2.2).

Diese durchweg überwältigenden und partiell existenziell ängstigenden Prozesse werden nun in einem noch sehr primitiven psychischen Prozess – eine erste Ich-Leistung – auf dem Wege der Ausstoßung bzw. Internalisierung zu archaischen Objektbeziehungsstrukturen verarbeitet, die in erster Linie der Entlastung des Selbst von unerträglicher Angst dienen, allerdings indem sie eine verwirrende und verfolgende Situation schaffen – sehr ähnlich der *paranoiden Position* bei Klein.

Im Zuge der weiteren neurophysiologischen Reifung des Säuglings kommt es zunehmend zur Integration der geschilderten affektiven Prozesse, die nun allmählich zu vollständigeren und realistischen Repräsentanzen des Selbst und der wichtigen Anderen integriert werden können. Der Prozess führt insbesondere zu zwei strukturellen Entwicklungen: einer zunehmend belastbaren Kohäsion des Selbst und einer Konstanz innerer Objektrepräsentanzen, die entscheidend zur affektiven Selbstregulation beitragen und dem Kind Autonomie im Sinne einer wachsenden Unabhängigkeit vom konkret anwesenden Anderen ermöglichen.

An dieser Stelle sei darauf hingewiesen, dass Kernbergs Konzeption auch entscheidende Beiträge der psychoanalytischen Säuglingsforschung Margret S. Mahlers (Mahler, Pine u. Bergman, 1975/1980) integriert, die ein differenziertes Modell der frühen Interaktion zwischen Mutter und Kind vorgelegt hat. Ernste Probleme entstehen für Mütter, die die Individuation ihres Kindes als Ablehnung verstehen und nicht tolerieren können – häufig weil sie das abhängige Kind unbewusst zur Stabilisierung ihres eigenen Selbst benötigen.

Prekär wird diese Dynamik vor allem in der *Wiederannäherungsphase* (etwa zwischen dem 16. und 24. Lebensmonat), in der das Kind im Zuge seiner autonomen Erkundungen und fortgeschrittenen kognitiven Reife auch seine Begrenztheit, Kleinheit und Abhängigkeit realisiert. Dies führt zu einer ausgeprägten *Ambivalenz* zwischen Aufrechterhaltung der Autonomie und Wiedervereinigung mit der Mutter, die sich in entsprechender Ambivalenz der Mutter gegenüber widerspiegelt und in einer *Ambitendenz* im Verhalten äußert: Das Kind stößt die Mutter fort, verneint alles und jedes und klammert sich im nächsten Moment wieder an sie – daher der Name dieser Subphase. Sie fordert von beiden Eltern hohe Toleranz, um die altersgemäßen intensiven affektiven Schwankungen des Kindes mit gemäßigten eigenen Affekten und stabil wohlwollend zu begleiten, um so ihr Kind in der Entwicklungsaufgabe der Integration von *Gut* und *Böse* zu unterstützen. Gelingt dies nicht – etwa weil Eltern die aggressivierten Abwendungen des Kindes und/oder das vermehrte Wiederanklammern nicht ertragen –, scheint dies bereits bei kleinen Kindern borderlineähnliche Verhaltenszüge zu fördern, in denen unerbittliches Anklammern und destruktive Rückzüge unverbunden bestehen bleiben.

Genau diese Integration gelingt im Zuge der Entwicklung der Borderline-Persönlichkeitsorganisation (BPO) nicht. Es entwickeln sich – in der Regel vor dem Hintergrund unterschiedlichster traumatischer Bedingungen – zunehmend gespaltene Objektbeziehungen, in denen einerseits intensive aggressive, hasserfüllte und andererseits hoch idealisierte libidinöse Selbst- und Objektrepräsentanzen aufeinander bezogen sind, wie es Abbildung 1 zeigt. Dies bildet die Grundlage für das Syndrom der *Identitätsdiffusion*, ein diagnostisches Leitsymptom der BPO (vgl. Kapitel 3.3). Es zeigt sich vor allem in inkonsistenten Schilderungen der meist emotional hoch intensiven, aber schnell wechselnden Beziehungen der Borderline-Patienten. Wichtige Menschen werden schnell von Idolen, Traumpartnern, Seelenverwandten oder Ähnlichem zu Idioten, Feinden oder unversöhnlichen Rivalen. Vergleichbares gilt auf der Seite der Selbstrepräsentanzen. Entwertete, mit intensivem Selbsthass und negativen Introjekten aufgeladene Selbstbilder stehen unverbunden neben grandiosen, idealisierten Vorstellungen eigener Größe, die manchmal in fast wahnhafter Weise an Allmacht und -wissen grenzen. Die irrationalen Widersprüche, die zu chronischem Scheitern aller längerfristigen beruflichen wie persönlichen Lebensentwürfe führen, werden in aller Regel in ihrer destruktiven Wirkung auf das Leben der Patientinnen und Patienten verleugnet.

Frau B., eine vierzigjährige Patientin, schildert ihre Verzweiflung, immer wieder missbräuchliche Beziehungskonstellationen zu erleben. Nur ihre zehnjährige Beziehung mit ihrem früheren Ehemann sei anders gewesen. Man sei seelenverwandt gewesen, sie habe immer gewusst, dass er bei ihr bleiben wolle. Weitere Exploration gibt Anlass zu der Vermutung, dass die Motivation des Mannes zumindest partiell auch im Erwerb einer Aufenthaltsgenehmigung gelegen hatte. Das sei ihr durchaus bewusst gewesen, dennoch habe sie sich bei ihm wohlgefühlt. Allerdings habe er nach der Geburt der gemeinsamen Tochter jahrelang kaum noch mit ihr geredet, viel getrunken, auch die Sexualität sei zum Erliegen gekommen. Sie könne sich das alles nicht erklären.

Es lässt sich denken, dass die beschriebene strukturelle Besonderheit spezifische Anforderungen an die Diagnostik, insbesondere dann aber an die Behandlungstheorie und -technik in der Therapie dieser Patientengruppe stellt. Kernberg hat aus der hier skizzierten Konzeptualisierung eine spezifische modifizierte psychodynamische Behandlungsmethode entwickelt, die Übertragungsfokussierte Psychotherapie (TFP – Transference-Focused Psychotherapy, vgl. Kapitel 3.3, 4.1 und Clarkin, Yeomans u. Kernberg, 2008).

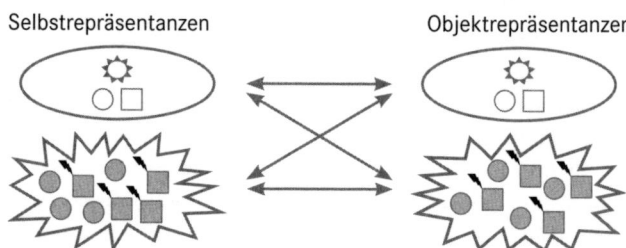

**Abbildung 1:** Gespaltene Objektbeziehungen bei Borderline-Persönlichkeitsorganisation

## 2.4 Beiträge der Mentalisierungsforschung

Die Arbeitsgruppe um Peter Fonagy, Mary Target u. a. hat etwa seit Beginn der 1990er Jahre ein entwicklungspsychologisches Konzept erarbeitet, das die Besonderheiten – und vor allem die besonderen Probleme – in der Behandlung der Borderline-Patienten verständlich machen soll. Der Ansatz leistet eine Integration psychodynamischer, neurophysiologischer und kognitionspsychologischer Perspektiven und entsprechender umfangreicher empirischer Befunde. Insbesondere wurden ausgiebige Beobachtungen der frühen Bezie-

hung und Kommunikation zwischen Mutter und Kind in die Forschung einbezogen. Dabei konnte in Übereinstimmung mit Befunden der Bindungstheorie gezeigt werden, dass sich die Fähigkeiten der affektiven Selbstregulation, der Gestaltung von Beziehungen und insbesondere der emotional sinnhaften und konstruktiven Kommunikation – des Mentalisierens – mit anderen Menschen in einem recht präzise beschreibbaren dyadischen Prozess zwischen dem Säugling/Kleinkind und den primären Bezugspersonen im Laufe der ersten vier bis fünf Lebensjahre entwickeln (Allen, Fonagy u. Bateman, 2016, S. 108 ff.; vgl. Boll-Klatt u. Kohrs, 2018, S. 222 ff.). Das Entwicklungsziel – das reife Mentalisieren oder auch die reflexive Kompetenz – besteht darin:
– mentale Zustände in sich selbst und anderen wahrzunehmen und zu erkennen;
– diese in einem sinnhaften Zusammenhang mit den eigenen Verhaltensweisen und denen anderer Menschen zu verstehen und einzuordnen;
– anzuerkennen, dass es sich um subjektive, alternative und nicht absolute Perspektiven auf die Realität handelt;
– kognitive und emotionale Aspekte angemessen zu integrieren.

Das Mentalisieren ist für die meisten Menschen überwiegend ein vollkommen selbstverständlicher Prozess, vergleichbar dem Atmen, der unbewusst und automatisch abläuft. Wenn Sie zum Beispiel einen anderen Menschen vor seiner Wohnungstür sehen, der seine Kleidung mit beiden Händen abklopft und dabei ein angespanntes, eventuell auch schon verzweifeltes Gesicht zeigt, wissen Sie vermutlich schon recht genau, was in ihm vorgeht und dass er etwas sucht und nicht findet: seinen Haustürschlüssel!
Es lässt sich allerdings zeigen, dass wir alle unter belastenden Bedingungen, während schwerer Erkrankungen, in ernsten seelischen Krisen und insbesondere in intensiven konflikthaften zwischenmenschlichen Situationen unsere Mentalisierungsfähigkeit teilweise oder sogar weitgehend einbüßen. Wir regredieren dann auf Früh-

oder Vorformen der reifen Mentalisierung, die spezifischen kindlichen Entwicklungsstufen entsprechen. Borderline-Patienten wiederum sind überwiegend in diesen unreifen Modi der Mentalisierung fixiert und leiden daher unter spezifischen Defiziten in der Bewältigung interpersonaler Konflikte, der eigenen emotionalen Prozesse und ihrer Beziehung zu sich und anderen.

Die Mentalisierungsforschung konnte zeigen, dass in den frühen, primären Beziehungen dieser Patientinnen und Patienten zumeist keine haltgebenden Beziehungserfahrungen gemacht wurden, sodass durchweg unsichere oder sogar desorganisierte Bindungsstile entstehen. Häufig dominierte eine lieblos-vernachlässigende, eventuell sogar unberechenbare und traumatisierende Atmosphäre, in der die affektive und kognitive Entwicklung dann defizitär verlief. Bestimmte Mütter können beispielsweise bereits die Funktion des *markierten Spiegelns* intensiver negativer Affekte ihres Säuglings nicht erfüllen. Es besteht darin, den Affekt des Kindes unmittelbar aufzunehmen, in milder Form präzise zu spiegeln und mit einem eigenen, anderen, eventuell sogar entgegengesetzten Affektausdruck zu kombinieren. Ein Beispiel ist das übertriebene, leicht alberne und kindliche Sprechen, in das wir verfallen, wenn wir uns einem aufgeregten und ängstlichen Säugling zuwenden. Es führt in aller Regel dazu, dass das Kind im Zuge dieses interaktionellen Prozesses seinen affektiven Zustand auf ein erträgliches Maß herunterregelt und sich dann bald beruhigt. Durch die Internalisierung dieser Erfahrungen bilden sich die Strukturen, die als autonome Affektregulierung die Basis für die weitere Entwicklung der Mentalisierung darstellen.

Auch diese mütterliche Funktion ist offenbar evolutionär verankert und unbewusst automatisiert verfügbar – oder eben nicht! Manche Mütter sind dazu nicht in der Lage. Entweder werden sie von heftigen negativen Affekten des Kindes gewissermaßen »angesteckt« und reagieren auf Angst mit eigener Angst, werden wütend auf das wütende Kind usw., oder sie können den Affekt des Kindes nicht »lesen«, verwechseln ihn oder wehren etwa die Angst des Kindes mit einem Lachen ab. Dann kommt es bereits früh zu Defiziten in der

Affektregulation des Kindes, wodurch die Mutter-Kind-Beziehung weiter und zunehmend belastet wird.

Wichtige Stufen in der Entwicklung des Mentalisierens sind (nach Allen et al., 2016, S. 130 ff.):

- *Teleologischer Modus:* Alle Befindlichkeiten werden in Aktionen umgesetzt, es zählen nicht Worte und innere Prozesse, sondern nur Handlungen und ihre Effekte.

Eine Patientin verstand die Frage des Therapeuten nach ihrem inneren Bezug zu wichtigen Menschen in ihrem Leben nicht. »Sie meinen, dass ich immer etwas für die anderen tun muss und dazu keine Lust mehr habe. Aber das sind doch Beziehungen, man tut etwas, das erwartet wird, nur für mich wird nichts getan!« Auf die Frage, ob es außerhalb dieser Dimension nicht auch innere Bezüge zueinander gebe, die nicht direkt mit Versorgung, sondern etwa mit Gefühlen zu tun haben könnten, antwortete sie, wenn sie so etwas bei anderen sehe, würde sie dem nicht trauen, das sei demonstrativ vorgetragen, um Wirkungen zu erzielen, »Eindruck zu schinden«.

- *Psychische Äquivalenz:* Innere und äußere Realität werden nicht sicher unterschieden, das heißt, mentale Zustände, insbesondere solche mit hoher affektiver Intensität, werden als real erlebt, vergleichbar mit Träumen und Wahnvorstellungen. Sie stellen noch keine inneren, alternativen, psychischen Blickwinkel dar, sondern sind unmittelbar wahr, so wie sie erlebt werden. Das Monster ist unter dem Bett!

Der zweijährige Enkel des Autors konnte es zum Beispiel nicht ertragen, dass dieser zu Weihnachten eine Kostümhose trug, die den Eindruck erweckte, er säße auf den Schultern eines grimmigen Zwergs, der ihn schwankend umhertrug. Der Zweijährige brach in Tränen aus und schrie vor Verzweiflung, aber nicht wie zunächst vermutet aus Mitleid mit dem Zwerg, sondern aus panischer Angst um den Großvater, der jetzt nicht mehr ein großer, verlässlicher Mann war, sondern schwankend von einem äußerst dubiosen Objekt davongetragen wurde! Das Kostüm musste fortgeschafft werden, da es auch am Boden liegend noch großes Misstrauen

wachrief, und noch Monate lang zeigte der Junge auf die Tür, hinter der er das Kostüm vermutete, und rief: »Bese, bese! (Böse!).«
- *Als-ob-Modus:* Hier lösen sich Kinder – oft im Spiel mit größeren Kindern, aber auch aus eigener Initiative – aus der Unfreiheit und Enge der psychischen Äquivalenz. Es kann mit Vorstellungen, Phantasien, Gedanken und Gefühlen gespielt werden, weil die innere und die äußere Welt voneinander abgekoppelt werden können. So können auch vormals beunruhigende Inhalte etwa im szenischen Spiel mit wechselnden Rollen bewältigt werden, weil sie gewissermaßen unter die Regie des Kindes geraten, das jetzt selbst Räuber und/oder Polizist ist. Allerdings muss diese Trennung strikt durchgehalten werden, weil sonst erneut Ängste auftreten, die Phantasien könnten gewissermaßen in der äußeren Welt doch real werden – während sich das Kind im Als-ob-Modus sicher fühlt, weil es weiß, dass das Erlebte nicht die äußere Realität abbildet.
- *Reifes Mentalisieren:* Mentale Zustände können in sich wie im Anderen als multiple Perspektiven begriffen werden, die sich auf zwischenmenschliche Beziehungen und äußere Realitäten beziehen (anders als im Als-ob), aber nicht mit ihnen gleichgesetzt werden (wie im Äquivalenzmodus). Sie dienen einem Verständnis menschlichen Handelns, das der Komplexität innerer wie äußerer Realität angemessen ist.

Die große klinische Relevanz dieses Ansatzes besteht in der Erweiterung strukturdiagnostischer und behandlungstechnischer Möglichkeiten in der Behandlung von Borderline-Patienten (vgl. Kapitel 4.2). Vor allem wird durch das Konzept verständlich, dass alle klassischen psychodynamischen Behandlungstechniken diese Patienten strukturell massiv überfordern, da sie ein sehr hohes Mentalisierungsniveau verlangen. Diese Patientinnen und Patienten bewegen sich aber häufig auf dem Niveau der unreifen Mentalisierungsmodi der Äquivalenz und des *Als-ob*. Im ersten Fall gelingt es nicht, über innere Prozesse überhaupt produktiv nachzudenken, weil diese absolute Wahrheiten, quasi Tatsachen, darstellen, die sich in der äußeren Welt immer wieder abbilden.

Eine (der Stimme nach) junge Patientin vereinbarte telefonisch ein Vorgespräch mit dem ihr empfohlenen Therapeuten. Sie stelle immer wieder Chaos her und brauche Hilfe. Zum vereinbarten Termin erschien sie nicht. Auf telefonische Rückfrage des Therapeuten erklärte sie, sie habe sich eine ganz andere Uhrzeit aufgeschrieben, und begann mit sehr verwickelten Erklärungen. Der Therapeut schlug vor, diese Inhalte besser in einer Sitzung zu besprechen, und vereinbarte einen weiteren Termin. Diesen sagte die Patientin wenig später ab und erklärte in einem Brief, sie sehe vor ihrem inneren Auge den Therapeuten wie ihren Vater vorwurfsvoll mit den Augen rollen, sie habe sich mehr Empathie gewünscht, auf dieser Basis sei eine Therapie sinnlos!

Im Falle einer Fixierung auf dem Niveau der Als-ob-Mentalisierung kommt es häufig zu spezifischen Denkstörungen, wie sie etwa von Bo (Bo, Sharp, Fonagy u. Kongerslev, 2017) als affektives und/oder kognitives *Hypermentalisieren* beschrieben werden. Häufig liegt diesem Phänomen eine grundlegende Objektbeziehungspathologie zugrunde. Sie besteht beispielsweise in übermäßigem Vertrauen *(overtrust)* – meist in die falschen Objekte – oder hohem Misstrauen (*epistemic mistrust;* Bo et al., 2017, S. 175) in die zwischenmenschlichen Beziehungsprozesse und führt zu Beeinträchtigungen von Entwicklungs-, Lern- und Therapieprozessen.

## 2.5 Beiträge der Psychotraumatologie

In den letzten 25 Jahren entwickelte sich eine heftige, aber auch sehr produktive Auseinandersetzung um die Frage, ob der wichtigste ätiologische Faktor bei einer Borderline-Persönlichkeitsstörung (BPS) aus schweren Traumatisierungen in Kindheit und Jugend besteht (z. B. Sack, Sachsse u. Dulz, 2011; Freyberger u. Terock, 2016). Die bisherigen Ausführungen zur Entstehung der BPS folgen in den beschriebenen jeweils unterschiedlichen Weisen typischen psychodynamischen Modellvorstellungen. Die Konzeptualisierung der BPS als einer Traumafolgestörung steht logisch nicht in einer Reihe mit diesen aus der frühen Persönlichkeitsentwicklung abgeleiteten Pathologien; der Traumapathologie liegt ein eigenes ätiopathogenetisches Modell zugrunde, das durch ein Unvermögen der Verarbeitung überflutender emotionaler Erregung gekennzeichnet ist. Neurobiologische Prozesse spielen in der Erklärung der Entstehung und Aufrechterhaltung von Traumafolgestörungen heute eine zentrale Rolle (vgl. z. B. Sachsse, 2013a; Irle, Lange, Sachsse u. Weniger, 2011; Irle et al., 2013).

Bei aller Besonderheit sollte die Traumapathologie aber auch immer im Sinne eines Ergänzungsverhältnisses, also in Überschneidung insbesondere mit einer Strukturpathologie, wie sie den schweren Persönlichkeitsstörungen zugrunde liegt, konzeptualisiert und diagnostiziert werden. In diesem Kontext sind insbesondere die negativen Auswirkungen unverarbeiteter psychischer Traumatisierungen auf die strukturelle Entwicklung in früher Kindheit und/oder die schweren, nachhaltigen Beschädigungen struktureller Merkmale als Folge traumatischer Erlebnisse in der späteren Kindheit und Jugend von Bedeutung. In seiner Konzeptualisierung der multifaktoriellen Genese der BPS unterscheidet Peichl (2013, S. 128) neben einer konstitutionell-neurobiologischen (Ebene A) zwei traumaassoziierte Ebenen:

- Ebene B: kumulative Mikrotraumata, definiert durch eine früh gestörte Bindungserfahrung, gehäufte Zustände hoher Spannung und einen sogenannten »Borderline-Dialog«;
- Ebene C: Erleben von Makrotraumata, definiert durch Trennung und Vernachlässigung, verbalen und/oder emotionalen Missbrauch, physischen und/oder sexuellen Missbrauch.

Diese Auflistung erweitert die Definition des Ereignismerkmals Trauma, wie es etwa im DSM-5 nachzulesen ist, erheblich. Erst wenn sogenannte *Bindungs- und Beziehungstraumatisierungen* einbezogen werden, die nicht als abgrenzbare umschriebene Ereignisse konzipiert werden können, kann die Traumaätiologie der BPS aufrechterhalten werden, sie ist dann allerdings in deutlicher Überschneidung mit einer Entwicklungspathologie zu verstehen. An dieser Stelle sei dann auch verwiesen auf die Verknüpfung der Traumagenese der Störung von BPS-Patienten mit den bei ihnen gehäuft vorzufindenden pathologischen Bindungsmustern, die der Klassifikation »Unverarbeitetes Trauma« bzw. »Desorganisiert« zuzuordnen sind (vgl. Buchheim, 2017; Juen, Arnold, Meissner, Nolte u. Buchheim, 2013). Beide, die chronisch repetitiven Erfahrungen von Mikrotraumatisierungen und die Makrotraumatisierungen, tragen zur Ausbildung einer Bindungspathologie bei.

In einer Untersuchung von Zanarini et al. (2002) an 290 Patientinnen und Patienten mit BPS gaben 62,4 Prozent sexuellen Missbrauch, 86,2 Prozent andere Formen des Kindesmissbrauchs und 92,1 Prozent Vernachlässigung an. Solche und ähnliche Forschungsergebnisse führten zur Auffassung, dass die BPS auch als eine komplexe posttraumatische Belastungsstörung (KPTBS) zu konzipieren sei. Sack et al. (2011, S. 200) vergleichen die Symptomkriterien der BPS und der KPTBS.

Es findet sich eine hohe Übereinstimmung (in sieben Kriterien) in beiden Diagnosegruppen, am deutlichsten für die Merkmale der gestörten Affektregulation und Impulskontrolle sowie für selbstverletzendes und suizidales Verhalten (vgl. auch Driessen et al., 2002). Keine Überstimmung zeigt sich in Bezug auf das borderlinetypische Bemühen, Verlassenwerden zu vermeiden, und die chronischen Gefühle von Leere. Spezifisch für die KPTBS sind die somatoformen Körperbeschwerden und der Verlust von persönlichen Grundüberzeugungen. Generell wird heute von 70 bis 80 Prozent (vgl. z. B. Sack, Sachsse, Overkamp u. Dulz, 2012) einer Überschneidung der diagnostischen Entitäten BPS und KPTBS ausgegangen. Allerdings gibt es auch eine nennenswerte Überschneidung der KPTBS mit anderen Persönlichkeitsstörungen, wie Johnson, McGeoch, Caskey, Abhary und Sneed (2016) sehr differenziert darstellen. Aber sowohl retro- als auch prospektive Studien belegen, dass physische und sexuelle Gewalt sowie vielfältige Bindungs- und Beziehungstraumatisierungen in Kindheit und Jugend mit einem signifikant erhöhten Risiko speziell für die Entwicklung einer BPS einhergehen.

## 2.5.1 Symptome der BPS als »kreative Selbstheilungsversuche«

Neurobiologische Veränderungen spielen bei Traumapathologien und in deren Behandlung eine große Rolle. Aufgrund der nachweisbaren morphologischen Schädigungen in der Amygdala und im Hippocampus könnte man sie auch als Somato-Psychosomatosen (vgl. Boll-Klatt u. Kohrs, 2018, S. 384 ff.) oder als somatopsychische Störungen des Gehirns (Sachsse, 2011, S. 715) bezeichnen. Dies gilt natürlich auch für die KPTBS (Irle et al., 2013, S. 8 ff.). Die massive Reizüberflutung in den traumatisierenden Situationen führt zu einer Veränderung der Gedächtnisprozesse, der Stressphysiologie sowie der Affektregulation, die alle zusammen verhindern, dass das traumatische Erleben neurophysiologisch so verarbeitet wird, dass es Bestandteil des deklarativen Gedächtnisses und somit einem kohärenten Narrativ zugänglich werden könnte. In Flashbacks und Intrusionen drängen sich Bilder, Affekte, Gedanken und Körpersensationen als Fragmente der unverarbeiteten Erfahrungen immer wieder auf. Diese dissoziativen Reaktionen werden meistens als Kontrollverlust oder mit großer Angst vor Kontrollverlust erlebt, weil sie sich der rational-kognitiven Kontrolle entziehen. Neben selbstverletzendem Verhalten werden häufig zwanghafte Rituale, phobisches Vermeidungsverhalten, hysterische oder anderweitige dysfunktionale Strategien sowie Drogen-, Medikamenten- und Alkoholabusus entwickelt, um das Triggern dieser unverarbeiteten quälenden Erinnerungen und damit hochgradig ängstigende Ausnahmezustände zu verhindern.

Borderlinespezifische Symptome können ebenso als Ausdruck oder Folge von dissoziativen Phänomenen verstanden werden, die ihrerseits als Abwehrmöglichkeiten des traumatischen Erlebens dienen. Selbstverletzungen werden als wirksame Verhaltensweisen zur raschen Beendigung dissoziativer Phänomene eingesetzt; Spaltungsvorgänge kennzeichnen eine chronifizierte Form von Dissoziation (Lohmer, 2005, S. 65). So kann das ganze Spektrum der BPS- bzw. der KPTBS-Symptomatik als Entwicklung von Coping-Strategien zur Bewältigung der posttraumatischen Symptome aufgefasst werden

(»kreative Selbstheilungsversuche«; Dulz u. Schneider, 1996, S. 112), die sich chronifiziert haben, weil keine vertrauensvollen, schutzgewährenden Beziehungen zur Verfügung standen, die eine Verarbeitung in der traumatisierenden Situation und danach ermöglicht hätten.

### 2.5.2 Plädoyer für ein Zusammenwirken der psychoökonomischen und der hermeneutisch-objektbeziehungstheoretischen Perspektive

Bisher wurden das Trauma bzw. die Makrotraumatisierungen, deren Phänomene und die Langzeitfolgen vorwiegend aus der psychoökonomischen Perspektive betrachtet, die auf das Übermaß an Erregung und Angst fokussiert, das psychisch nicht gebunden werden kann, sondern die psychische Textur durchschlägt. Spätestens an dieser Stelle – wenn wir uns vor Augen halten, dass Hilfs- und Unterstützungsmöglichkeiten gefehlt haben, die ein Voranschreiten des pathologischen Prozesses hätten verhindern können – wird unser Augenmerk auf die Beziehungen gelenkt, in denen das traumatisierte Kind aufwächst. Schon Ferenczi (1933/1964) untersuchte vor allem das Trauma des kindlichen sexuellen Missbrauchs; als Pionier moderner psychoanalytischer Psychotraumatologie verstand er das Trauma konsequent objektbeziehungstheoretisch, als ein Geschehen immer in Beziehungen. Häufig sind es ja gerade erst die Beziehungsanteile, die die schädigende Wirkung des traumatischen Ereignisses erheblich erhöhen: Verlustdrohung, Verrat und/oder unterlassener Schutz durch Verweigerung der Zeugenschaft, die die Mütter bzw. Väter missbrauchter und misshandelter Kinder häufig ihren Söhnen und Töchtern vorenthalten. Somit zerstört das Trauma das Gefühl der Sicherheit, in dem das Kind vorher gelebt hat. Die Erwachsenen als Garanten dieses Sicherheitsgefühls und des Vertrauens stoßen es in einen Zustand totaler Hilflosigkeit.

Damit wird die Objektbeziehung zum pathogensten Element, was für eine unheilvolle Verknüpfung von Makro- mit Bindungs- und Beziehungstraumatisierungen spricht. Ferenczi nennt es eine Sprachverwirrung zwischen den Erwachsenen und dem Kind und meint damit die Verwirrung des Kindes über den Begriff der Liebe, der kindlichen Liebe, das heißt der (vortraumatischen) Zärtlichkeit, und der Erwachsenensexualität, also der Leidenschaft, die der inzestuöse Vater/Elternteil dem unschuldigen Kind gewaltsam überstülpt. Das Kind wird überwältigt von dieser Art der Liebe, die es nicht erwartet hat und über deren wahren Charakter es auch vom Nicht-Täter-Elternteil im Unklaren gelassen wird. Damit wird nicht nur die innere Objektbeziehung beschädigt, sondern auch die innere schützende, Sicherheit gebende Kommunikation zwischen Selbst- und Objektrepräsentanzen: »Beim objektbeziehungstheoretischen Modell steht der Zusammenbruch der inneren tragenden Objektbeziehungen und der inneren Kommunikation sowie die Erfahrung gänzlicher Verlassenheit im Mittelpunkt, was bewirkt, dass das Trauma narrativ nicht integriert werden kann« (Bohleber, 2012, S. 7). Es entstehen Inseln traumatischer Erfahrungen, die von der inneren Kommunikation abgespalten sind. Eine absolute innere Einsamkeit und Trostlosigkeit entwickeln sich als Folge des Auseinanderbrechens der kommunikativen Dyade zwischen Selbst- und Objektrepräsentanzen. Zahlen von Dulz und Jensen (2011, S. 217) unterstreichen eindrucksvoll, aber auch erschreckend das pathogene Verhalten des Nicht-Täter-Elternteils bezüglich der Realtraumatisierung: Jeweils etwa 30 Prozent der befragten Borderline-Patienten charakterisierten dieses Verhalten als »duldend« und »ignorierend«, fast 20 Prozent sogar als »fördernd«. Nur knapp 2 Prozent gaben an, dass dieser Elternteil nichts gewusst habe.

Und noch eine weitere Dimension der Schädigung ist objektbeziehungstheoretisch zu erklären: Gemeint sind die Internalisierungsvorgänge in Form der Introjektion und der Identifikation mit dem Aggressor. Um seelisch zu überleben, ist das Kind gezwungen, sich in seiner Angst und Schutzlosigkeit *mit dem Täter zu identifizieren,* um auf diese Weise ein Bild des Erwachsenen aufrechterhalten zu können, wie es vor der traumatischen Attacke war. Nach A. Freud (1936/1975) geschieht diese Identifikation wie alle intrapsychischen Abwehrmanöver aus Furcht und zum Schutz des Ichs.

Anders verhält es sich bei den *Täterintrojekten,* die aus Liebe geschehen. Hier betrachtet sich das Kind als schlecht und schuldig am Denken, Fühlen und Verhalten des traumatisierenden Erwachsenen. Der Sinn der Introjektion besteht darin, die äußeren Eltern, die das Kind zum Überleben braucht, als gute Objekte zu erhalten. Das Kind holt das Problem aus dem Außenraum in seinen Innenraum: »So trägt der Patient auf einer inneren Bühne aus, was er extern nicht lösen kann« (Peichl, 2013, S. 245). Es geschieht ein introjektives Hereinnehmen des Täters, dessen Bild dadurch – weil er ja auch lebensnotwendig gebraucht wird – »gut« bleiben kann, während das Böse, das in der traumatisierenden Gewalt enthalten ist, und die Schuld des Täters in das Kind bzw. das Opfer gelangen. Dort wirkt das Böse selbstwertschädigend und verursacht regelmäßig jenes Schuldgefühl, das der Täter nicht hat (Hirsch, 2004, S. 35). Damit entspricht die Introjektion einer Unterwerfung, einem Akzeptieren des traumatischen Systems.

Schweres Misstrauen, Scham, Schuld, extreme Einsamkeit, Nichtzugehörigkeit und ein Gefühl von Entmenschlichung sowie die Angst, mit dem eigenen Hass und der Destruktivität andere, auch den Therapeuten, zu vernichten, intoxikieren alle Beziehungen. Nur wenn es gelingt, den destruktiven, »mörderischen« Selbstanteil in der Therapie zu treffen, kann es gelingen, den vernichtenden Hass und die Aggressionen in ein breiteres Spektrum aggressiver Gefühle zu integrieren (Draijer u. van Zon, 2016, S. 561 ff.).

# 3 Diagnostik

Im Folgenden werden verschiedene diagnostische Perspektiven, Konzepte und Methoden dargestellt, die in ihrer Unterschiedlichkeit erneut die Vielschichtigkeit des Störungsbildes Borderline reflektieren.

## 3.1 Das diagnostische Dilemma: deskriptiv oder strukturell?

Spätestens seit Kernbergs früher bahnbrechender Arbeit (Kernberg, 1975/1983) ist bekannt, dass Borderline-Patienten mit einer im Grunde unüberschaubaren Fülle, Vielfalt und Varianz an Symptomen, Zuständen, Verhaltensweisen und Persönlichkeitsstilen in die Behandlung kommen. Aus dieser Perspektive ist generell zu bezweifeln, dass es *die* Borderline-Störung überhaupt gibt, dass sie einen vorhersagbaren Verlauf nimmt oder in irgendeiner Weise konsistent ist. So versuchen strukturorientierte diagnostische Konzeptualisierungen, die Art, das Ausmaß und die Schwere der zugrunde liegenden strukturellen Defizite zu erfassen und entsprechende therapeutische Perspektiven zu erarbeiten.

Dennoch besteht natürlich die Notwendigkeit, im klinischen Kontext in einem realistischen Zeitrahmen Diagnosen zu erstellen. Ein anschauliches Beispiel dafür bietet Dulz (2011b), der die polyforme Symptomatik als Versuch versteht, die unerträgliche frei flottierende Angst zu reduzieren, die wiederum aus der unspezifischen Ich-Schwäche resultiert, die in Kernbergs Konzept einer der basalen strukturellen Faktoren aller schweren Persönlichkeitsstörungen ist. Die Ich-Schwäche lässt sich strukturell als Auswirkung der unreifen Abwehrformen der Spaltung (vgl. Abbildung 2) verstehen.

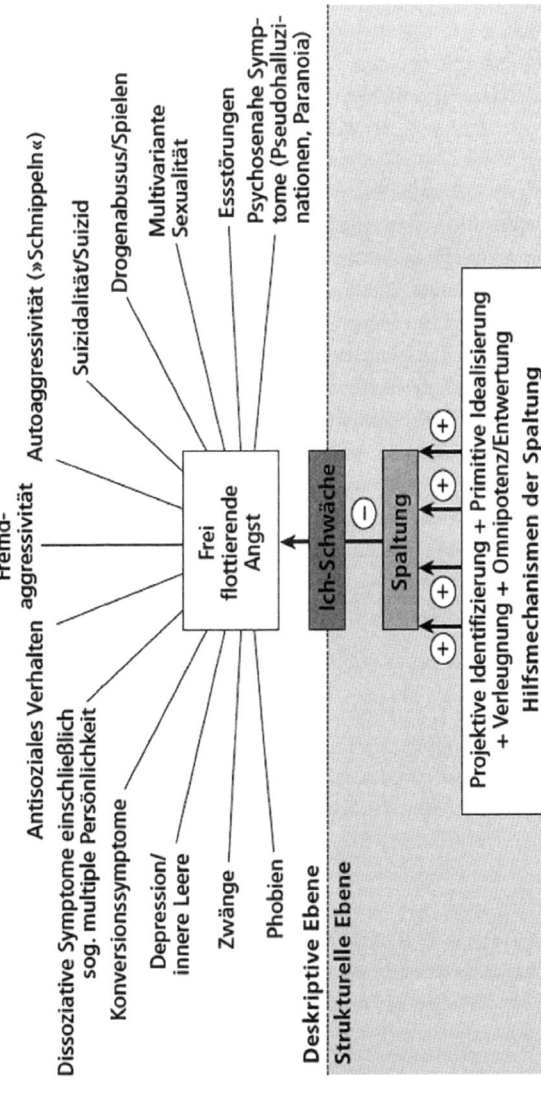

**Abbildung 2:** Modell der Angstreduktion bei Borderline-Patienten (nach: Birger Dulz, Sabine C. Herpertz, Otto F. Kernberg, Ulrich Sachsse [Hrsg.], Handbuch der Borderline-Störungen. Übersetzungen von Hans-Otto Thomashoff. Mit freundlicher Genehmigung von Schattauer © J.G. Cotta'sche Buchhandlung Nachfolger GmbH, Struttgart, 2., vollständig überarbeitete Auflage 2011, S. 331)

## 3.2 Phänomenal-deskriptive Diagnostik

### 3.2.1 DSM-5

Die Borderline-Persönlichkeitsstörung wird im DSM-5 (Diagnostic and Statistical Manual of Mental Disorders), dem bedeutsamsten amerikanischen Klassifikationssystem, skizziert als: ein »tiefgreifendes Muster von Instabilität in zwischenmenschlichen Beziehungen, im Selbstbild und in den Affekten sowie von deutlicher Impulsivität. Der Beginn liegt im frühen Erwachsenenalter, und das Muster zeigt sich in verschiedenen Situationen« (Falkai u. Wittchen, 2015, S. 368).

Tabelle 1 zeigt die Merkmale, nach denen diagnostiziert wird. Es wird deutlich, dass hier zwar psychodynamische Überlegungen eingeflossen sind, der Schwerpunkt aber erkennbar auf deskriptiven Kriterien liegt. Problematisch ist auch der Hinweis, die Störung beginne im frühen Erwachsenenalter. Damit wird einer diagnostischen Unschärfe Rechnung getragen, viele der beschriebenen Merkmale und Symptome von üblichen Krisen im Rahmen der Adoleszenz abzugrenzen.

Tabelle 1: DSM-5-Merkmalskatalog der Borderline-Persönlichkeitsstörung (F60.3) (nach Falkai u. Wittchen, 2015, S. 367 f.)

| Mindestens fünf der folgenden Kriterien müssen erfüllt sein: | |
|---|---|
| 1 | Verzweifeltes Bemühen, tatsächliches oder vermutetes Verlassenwerden zu vermeiden |
| | *Beachte:* Hier werden keine suizidalen oder selbstverletzenden Handlungen berücksichtigt, die in Kriterium 5 enthalten sind. |
| 2 | Ein Muster instabiler, aber intensiver zwischenmenschlicher Beziehungen, das durch einen Wechsel zwischen den Extremen der Idealisierung und Entwertung gekennzeichnet ist |
| 3 | Identitätsstörung: ausgeprägte und andauernde Instabilität des Selbstbildes oder der Selbstwahrnehmung |
| 4 | Impulsivität in mindestens zwei potenziell selbstschädigenden Aktivitäten (Geldausgaben, Sexualität, Substanzmissbrauch, rücksichtsloses Fahren, »Fressanfälle«) |
| | *Beachte:* Hier werden keine suizidalen oder selbstverletzenden Handlungen berücksichtigt, die in Kriterium 5 enthalten sind. |

| 5 | Wiederholte suizidale Handlungen, Suizidandeutungen oder -drohungen oder Selbstverletzungsverhalten |
|---|---|
| 6 | Affektive Instabilität infolge einer ausgeprägten Reaktivität der Stimmung (z. B. hochgradige episodische Dysphorie, Erregbarkeit oder Angst, wobei diese Verstimmungen gewöhnlich einige Stunden und nur selten mehr als einige Tage andauern) |
| 7 | Chronische Gefühle von Leere |
| 8 | Unangemessene, heftige Wut oder Schwierigkeiten, die Wut zu kontrollieren (z. B. häufige Wutausbrüche, andauernde Wut, wiederholte körperliche Auseinandersetzungen) |
| 9 | Vorübergehende, durch Belastungen ausgelöste paranoide Vorstellungen oder schwere dissoziative Symptome |

## 3.2.2 ICD-10

Die in Deutschland obligatorische diagnostische Zuordnung nach dem psychiatrischen Teil der ICD-10 (International Classification of Diseases) ist noch stärker deskriptiv ausgerichtet. Die ICD nennt unter F60.3 eine *emotional instabile Persönlichkeit*: »Eine Persönlichkeit mit deutlicher Tendenz, impulsiv zu handeln ohne Berücksichtigung von Konsequenzen und mit wechselnder, instabiler Stimmung. Die Fähigkeit, vorauszuplanen, ist gering und Ausbrüche intensiven Ärgers können oft zu gewalttätigem und explosivem Verhalten führen; dieses Verhalten wird leicht ausgelöst, wenn impulsive Handlungen von anderen kritisiert oder behindert werden. Zwei Erscheinungsformen dieser Persönlichkeitsstörung können näher beschrieben werden, bei beiden finden sich Impulsivität und mangelnde Selbstkontrolle.« Die zwei Unterformen werden klassifiziert als (nach Dilling, Mombour u. Schmidt, 1993, S. 229 f.):

*F60.30 impulsiver Typus:* Die wesentlichen Charakterzüge sind emotionale Instabilität und mangelnde Impulskontrolle. Ausbrüche von gewalttätigem und bedrohlichem Verhalten sind häufig, vor allem bei Kritik durch andere.

*F60.31 Borderline-Typus:* Einige Kennzeichen emotionaler Instabilität sind vorhanden, zusätzlich sind oft das eigene Selbstbild, Ziele und »innere Präferenzen« (einschließlich der sexuellen) unklar und gestört. Meist besteht ein chronisches Gefühl innerer Leere. Die Neigung zu intensiven, aber unbeständigen Beziehungen kann zu wiederholten emotionalen Krisen führen mit übermäßigen Anstrengungen, nicht verlassen zu werden, und mit Suiziddrohungen oder selbstschädigenden Handlungen.

### 3.2.3 BSL

Die Borderline-Symptomliste (BSL; Bohus et al., 2001) liegt in einer Version mit 95 und einer Kurzversion mit 23 Items vor. Die Langversion ist in die Skalen Selbstwahrnehmung, Affektregulation, Autoaggression, Dysphorie, soziale Isolation, Intrusionen und Feindseligkeit unterteilt. Beide Versionen erfassen zusätzlich die allgemeine psychische Befindlichkeit sowie die Frequenz diverser dysfunktionaler Verhaltensweisen. Die Ergebnisse der Untersuchungen zur Validität und Reliabilität sind allgemein mit gut bis sehr gut zu bewerten. Dabei zeigte die BSL-23 ähnliche positive Werte wie die BSL-95 (z. B. Wolf et al., 2009). Auf einer fünfstufigen Skala, die von »überhaupt nicht« bis »sehr stark« reicht, wird die Ausprägung borderlinetypischer affektiver und kognitiver Merkmale bezogen auf die letzte Woche erfragt. Folgende Beispiele illustrieren die Inhalte dieses Fragebogens:
»Während der letzten Woche ...
... dachte ich an Selbstverletzung.
... traute ich anderen Menschen nicht.
... hasste ich mich selbst.«

Die Auswertung der BSL-23 erfolgt ausschließlich über einen Gesamtscore. Items zur Erfassung des Verhaltens ergänzen die Symptomliste, etwa: »Während der letzten Woche verletzte ich mich durch Schneiden, Brennen, Würgen etc. selbst.« Oder: »Während der letzten Woche hatte ich unkontrollierte Wutausbrüche und wurde gegenüber anderen handgreiflich.« Erfragt wird die Einschätzung der Frequenz, die mit »gar nicht« bis »mehrmals täglich« vorgegeben ist.

## 3.3 Strukturelle Diagnostik

### 3.3.1 STIPO

Das Strukturierte Interview zur Persönlichkeitsorganisation (STIPO; Clarkin, Caligor, Stern u. Kernberg, 2004) ist das zentrale Instrument, das den objektbeziehungstheoretischen Ansatz konsequent für die Diagnostik von Borderline-Störungen umsetzt. Es stellt eine Weiterentwicklung des bereits in den 1980er Jahren von Kernberg entwickelten Strukturellen Interviews dar. Die deutsche Version des Strukturierten Interviews (STIPO-D) stammt von Doering (2008; vgl. auch Hörz et al., 2010; Doering et al., 2013). Die Strukturdiagnose erfolgt auf der Basis eines semistrukturierten Interviews mit hundert Items zu sieben unterschiedlichen Bereichen der Struktur der Persönlichkeit, die im Wesentlichen Schlüsselfunktionen des Ichs beinhalten (Doering, 2016, S. 32):
- Identität,
- Objektbeziehungen,
- primitive Abwehr,
- Coping/Rigidität,
- Aggression,
- Wertvorstellungen,
- Realitätskontrolle und Wahrnehmungsverzerrungen.

Die Ratings erfolgen auf einer sechsstufigen, mit Ankerbeispielen versehenen Skala; in der Auswertung werden ein normales, ein neurotisches Niveau sowie eine höhere und eine niedrigere Abstufung des Borderline-Niveaus unterschieden. Das Interview ist gut validiert und in englischer und deutscher Sprache frei verfügbar (deutsch: www.meduniwien.ac.at/hp/psychoanalyse/forschung/diagnostik-downloads).

Folgende Beispiele geben einen Einblick in die Art der Informationserhebung, hier am Beispiel der Diagnostik des Ausmaßes der Identitätsdiffusion:

### Identität: Integration des Selbstkonzepts

»Sie haben mir von Ihren Schwierigkeiten erzählt, jetzt würde ich gern mehr über Sie selbst als Person hören. Können Sie sich selbst beschreiben, Ihre Persönlichkeit, was ich Ihrer Meinung nach wissen sollte, um ein wirkliches Gefühl für Sie als Mensch zu bekommen.«

### Identität: Integration des Konzepts bedeutsamer anderer Menschen

»Ich möchte Sie bitten, mir etwas über die Menschen zu erzählen, die im Augenblick in Ihrem Leben die wichtigsten sind. Könnten Sie mir etwas über sie erzählen, sodass ich mir angesichts unserer begrenzten Zeit miteinander doch einen klaren Eindruck von ihnen verschaffen kann.«

Während der Durchführung konzentriert sich der Interviewer nach einer ersten Übersicht zunächst auf bedeutungsvolle Symptome, wie sie in der Interaktion im »Hier und Jetzt« auftreten. Klärungen, Konfrontationen und vorsichtige Interpretationen werden mit dem diagnostischen Blick darauf, wie der Patient, die Patientin damit umgeht, eingesetzt. Insbesondere durch die Thematisierung auftretender Widersprüche mit vorsichtigen Interpretationen der Diskrepanzen erhält man vertiefende Informationen zum Funktionsniveau der Persönlichkeit.

Inzwischen liegt mit dem Inventar zur Persönlichkeitsorganisation auch eine Fragebogenversion des STIPO mit 83 Items vor, die auch in deutscher Sprache validiert wurde (Dammann, Hörz u. Clarkin, 2012; König, Dahlbender, Holzinger, Topitz u. Doering, 2016). Für Screening-Zwecke eignet sich eine Kurzversion mit 16 Items (Zimmermann et al., 2013; Zimmermann, Benecke, Hörz-Sagstetter u. Dammann, 2015).

Spätestens jetzt fragt sich die interessierte Leserin, der interessierte Leser, wann eher die Anwendung der im deutschsprachigen Raum sehr gebräuchlichen Strukturachse der Operationalisierten Psychodynamischen Diagnostik (OPD-2; Arbeitskreis OPD, 2006) oder des STIPO angezeigt ist. Diese Frage lässt sich nur beantworten, wenn man gleichzeitig nach der therapeutischen Ausrichtung des Behandlers, der Behandlerin fragt. Die sehr eng mit der OPD-Achse verbundene Strukturbezogene Therapie von Rudolf (2012) beruht auf völlig anderen theoretischen Konzepten und behandlungstechnischen Vorgaben als die Übertragungsfokussierte Psychotherapie (TFP) aus der Kernberg-Gruppe. Während Rudolf mit der von ihm konzeptualisierten sogenannten Strukturbezogenen Therapie einem Reifungsparadigma folgt, das auf der Bindungstheorie und den Befunden der empirischen Säuglings- und Kleinkindforschung basiert (Hohage, 2011, S. 75 ff.), bleibt die TFP dem traditionellen psychoanalytischen Theorieansatz verpflichtet. Des Weiteren wird das Strukturniveau in der OPD unabhängig von der Diagnose bzw. der Verdachtsdiagnose einer Persönlichkeitsstörung erhoben, sodass das ganze Spektrum der psychischen Störungen bzw. der strukturellen Defizite beurteilt werden kann.

### 3.3.2 Reflective Functioning

Die Reflective Functioning Scale (RFS; Fonagy. Target, Steele u. Steele, 1998) ist das erste und bekannteste interviewbasierte Messinstrument zur Erfassung der Mentalisierungsfähigkeit in Bindungsbeziehungen. Es gründet auf Fremdratings von Verbatim-Transkriptionen oder Audio- bzw. Videoaufzeichnungen des Erwachsenen-Bindungs-Interviews (AAI; George, Kaplan u. Main, 1985). In einem sehr umfangreichen und elaborierten Auswertungsmanual (Fonagy et al., 1998) werden die inhaltlichen Reflexivitätskriterien definiert und anhand von typischen Aussageformen illustriert. Folgende Kriterien, die der leicht modifizierten autorisierten deutschsprachigen Fassung (Skala des Reflexiven Selbst, SRS; Daudert, 2001) entnommen sind, werden mit der RFS erhoben (Daudert, 2002):
- spezielle Erwähnung mentalen Befindens;
- Einfühlungsvermögen in die Charakteristika mentalen Befindens;
- Einfühlungsvermögen in die Komplexität, Unterschiedlichkeit und Vielfalt mentalen Befindens;

- spezielle Bemühungen, beobachtbares Verhalten mit mentalen Zuständen zu verbinden;
- Anerkennung der Veränderungsmöglichkeiten mentaler Zustände und damit implizit auch des entsprechenden Verhaltens.

Gegenstand der Auswertungen sind die Antworten auf die sogenannten »Demand-Fragen« des AAI, die eine reflexive Kompetenz explizit abfordern, wie zum Beispiel: »Warum verhielten sich Ihre Eltern in Ihrer Kindheit in der Art, wie sie es taten?« oder »Denken Sie, dass Ihre Kindheitserfahrungen einen Einfluss darauf haben, wie Sie heute sind?« oder »Fühlten Sie sich als Kind jemals zurückgewiesen?«. Ermittelt wird ein Gesamtscore, der eine Einordnung auf einer neun- bzw. elfstufigen Skala der Ausprägung bzw. Beeinträchtigung der reflexiven Funktion (RF) ermöglicht. Diese reicht von feindseliger Ablehnung bzw. Negieren einer RF (Stufe 0) über naive, vereinfachende RF (Stufe 5) und über-analysierende, hyperaktive RF (Stufe 6) bis hin zu einer außergewöhnlich hohen RF (Daudert, 2002, S. 59). Für die Auswertung mit der RFS werden – ebenso wie für das gesamte AAI – trainierte Rater benötigt.

Eine große Zahl von Studien belegt, dass es sich bei der RFS sowohl um ein sehr reliables (z. B. Fonagy et al., 1998; Taubner et al., 2013) als auch ein valides Erhebungsinstrument handelt. Es konnte beispielsweise gezeigt werden, dass Beeinträchtigungen der Mentalisierung ein spezifisches Defizit von Patienten mit einer BPS darstellen (Fonagy, 1996), die jedoch durch Psychotherapie verbessert werden können (Levy et al., 2006). Eine extrem niedrige RF, erhoben mit der RFS, steht in Verbindung mit einer antisozialen Persönlichkeitsstörung und kann als Rahmen dienen, um gewalttätiges Verhalten besser zu verstehen (Taubner et al., 2013).

2016 publizierte dann eine Arbeitsgruppe um Peter Fonagy (Fonagy et al., 2016) die Entwicklung und Validierung eines Fragebogens, des »Reflective Functioning Questionnaire (RFQ)«, als Selbsteinschätzungsverfahren zur Erfassung reflexiver Kompetenz. Während die Anwendung der RFS sehr zeit-und arbeitsaufwendig ist, stellt das RFQ ein ökonomisches Messinstrument der Ausprägung der Mentalisierungsfähigkeit dar, das auch in großen epidemiologischen Studien eingesetzt werden könnte. 46 Items wurden zwei Skalen zugeordnet, die als Sicherheit (C_RFQ) bzw. Unsicherheit im Hinblick auf mentale Zustände (U_RFQ) bezeichnet werden. In deutscher Sprache liegen eine längere 54-Item- und eine kürzere 8-Item-Version vor.

Folgende Itembeispiele geben einen Einblick in das RFQ: »Ich finde die Gedanken anderer verwirrend«, »Ich weiß nicht immer, warum ich tue, was ich tue«, »Wenn ich mich unsicher fühle, verhalte ich mich auf eine Weise, die andere irritieren kann«, oder »Starke Gefühle machen es mir oft schwer, klare Gedanken zu fassen«. Die Zustimmung zu diesen Aussagen soll auf einer Skala von 1 (stimme gar nicht zu) bis 7 (stimme völlig zu) markiert werden. Weitere psychometrische Überprüfungen müssen zeigen, ob und in welcher Version das RFQ ein reliables und valides Instrument zur Messung der Mentalisierungsfähigkeit darstellt.

## 3.4 Traumazentrierte Diagnostik

Wirtz, Overkamp und Schellong (2013, S. 70 ff.) setzen sich ausführlich mit Instrumenten der strukturierten Diagnostik der unterschiedlichen Traumafolgestörungen (vgl. Kapitel 2.5) auseinander. In ihrer Übersicht finden sich die gebräuchlichen Screening-Instrumente der »einfachen« PTBS (z. B. Impact of Event Scale, IES; Maercker u. Schützwohl, 1998; Posttraumatische Stressskala, PTSS-10; Maercker, 2003) ebenso wie Fragebögen zu dissoziativen Symptomen (FDS; Spitzer, Stieglitz u. Freyberger, 2014) und zu einer komplexen dissoziativen Symptomatik (Gast, 2002; Gast, Zündorf u. Hofmann, 2000).

Für die Diagnostik der KPTBS wird u. a. das Interview zur Komplexen Posttraumatischen Belastungsstörung (I-KPTBS; Boroske-Leiner, Hofmann u. Sack, 2008) vorgeschlagen. Das I-KPTBS umfasst insgesamt vierzig Items, mit denen sechs unterschiedliche typische traumaassoziierte Störungsbereiche abgefragt werden. Diese reichen von Störungen der Wahrnehmung oder des Bewusstseins (z. B. dissoziative Episoden, Amnesien) bis zu Fragen nach Veränderungen in der Lebenseinstellung (z. B. Verlust von persönlichen Grundüberzeugungen (vgl. Kapitel 2.5). Die Auswertung der Interviewfragen erfolgt anhand eines Schemas. Sind die Kriterien für fünf der sechs Störungsbereiche erfüllt, kann die Diagnose einer KPTBS gestellt werden. Das I-KPTBS ist natürlich nicht borderlinespezifisch, aber die Überschneidung mit den Kriterien der BPS zeichnet sich auch hier deutlich ab (vgl. Kapitel 3.2.1, Tabelle 1, S. 42).

# 4 Therapeutische Ansätze: Konzepte zwischen Trieb und Trauma

Trotz der großen Fortschritte der psychoanalytischen Konzeptualisierung der Borderline-Störungen blieb die psychoanalytische Behandlungstechnik – wenn auch teilweise schon modifiziert – lange wenig effektiv. Die Entwicklung der heute angewandten Behandlungstechniken mit den damit verbundenen Konzepten und Persönlichkeitstheorien war und ist bis heute höchst kontrovers und hat die Diversifizierung psychodynamischer Psychotherapie erheblich vorangetrieben. Aus diesem Prozess der Konzeptualisierung der schweren Persönlichkeitsstörungen (vgl. Kapitel 2) haben sich bis heute vier unterschiedliche Modelle zum Verständnis des Syndroms »Borderline« etabliert (nach Dammann, 2007, S. 238 f.):

- Modell I: Psychodynamisch wird die Borderline-Störung als strukturelle Störung im Bereich der Reife und Stabilität der Persönlichkeitsorganisation verstanden.
- Modell II: Die Störung wird als eine (vorwiegend biologisch bedingte) Emotionsregulierungsstörung aufgefasst.
- Modell III: Die Borderline-Störung entspricht einer chronifizierten Komplexen Posttraumatischen Belastungsstörung.
- Modell IV: Die Borderline-Störung wird auf eine Mentalisierungsstörung zurückgeführt.

Diese Modelle haben im Rahmen der psychodynamischen Psychotherapie vor allem zu drei Behandlungskonzeptionen geführt, die im Folgenden vorgestellt werden. Sie sind in letzter Konsequenz nicht frei kombinierbar, da sie von sehr unterschiedlichen pathogenetischen Theorien ausgehen. Therapeutinnen und Therapeuten sollten diese Modelle kennen, um zu entscheiden, für welchen Patienten welcher Ansatz am geeignetsten ist. Unter Umständen ist bei sehr ungünstigen Behandlungsverläufen auch ein Wechsel des Therapiekonzepts indiziert, wenn die Dynamik der Störung neu überdacht werden muss.

Weiterhin gilt zu beachten, dass wir uns an dieser Stelle auf die Darstellung der ambulanten Behandlungsformen beschränken. Die stationären Behandlungsformen haben in den letzten Jahren erheblich an Bedeutung gewonnen, insbesondere auch als Intervallbehandlung in Abstimmung mit den ambulanten Behandlern. Zu den speziellen Fragen der psychodynamischen stationären Behandlung, insbesondere auch zu den Komplikationen in der Psychodynamik des jeweiligen Teams, finden sich ausführliche Darstellungen bei Dulz und Ramb (2011) sowie Nadolny und Meyer (2011).

## 4.1 TFP – Übertragungsfokussierte Psychotherapie

Die Übertragungsfokussierte Psychotherapie (Transference-Focused Psychotherapy, TFP) wird an dieser Stelle vergleichsweise ausführlich vorgestellt, weil die Therapie der Patientin im folgenden Behandlungsbeispiel (Kapitel 5) im Wesentlichen daran ausgerichtet war. Die TFP wurde von Otto Kernberg und seiner Arbeitsgruppe an der Cornell-Universität in New York entwickelt (Kernberg, Salzer, Koeningsberg, Carr u. Appelbaum, 1989). Diese neue Methode verband eine psychoanalytische Grundhaltung mit spezifischen behandlungstechnischen Modifikationen, strukturierenden Elementen und Settingvariablen. Die TFP richtet sich speziell auf die Behandlung von Borderline-Persönlichkeitsstörungen bzw. – korrekter ausgedrückt – von Persönlichkeitsstörungen mit einer niedrigen Borderline-Persönlichkeitsorganisation (vgl. Kapitel 3.3.1; Clarkin, Yeomans u. Kernberg, 2008).

Die TFP basiert auf einem manualisierten Vorgehen (Clarkin et al., 2008; Yeomans, Clarkin u. Kernberg, 2016), wobei sich die Manualisierung schwerpunktmäßig auf Interventionsprinzipien, Therapieelemente und auf den zeitlichen Ablauf der einzelnen therapeutischen Schritte richtet. Hörz-Sagstetter und Doering (2015) sprechen von einem psychoanalytisch orientierten Verfahren; technische Neutralität und das Fokussieren auf die Übertragungsbeziehung kennzeichnen die Therapie. Die TFP ist eine erfahrungsorientierte Behandlungsform, in der davon ausgegangen wird, dass Veränderung im Wesentlichen durch eine weitgehend unbewusste Beziehungserfahrung vermittelt wird. An dieser Stelle kann nur ein knapper Überblick über die TFP gegeben werden. Verwiesen sei auf die aktuelle Version des Manuals (Yeomans et al., 2016) sowie auf den in dieser Buchreihe erschienenen Band zur TFP von Stephan Doering (2016).

### 4.1.1 Behandlungskonzept

Im Zentrum der Ätiopathogenese der Borderline-Persönlichkeitsorganisation stehen die nicht integrierten, teilweise sehr rigiden, eindimensionalen Teil-Selbst- und Teil-Objektrepräsentanzen, die die Innenwelt der Patienten und damit auch ihre Selbst- und Fremdwahrnehmung prägen (vgl. Kapitel 2.3). Die Annahmen über sich selbst und andere, die typischerweise in Objektbeziehungspaaren (Dyaden) durch starke Affekte verbunden sind, stehen im Vordergrund der TFP-Behandlung. Diese oftmals rasch wechselnden Dyaden, die sich in der aktuellen therapeutischen Situation inszenieren, werden in der TFP mit besonderem Fokus auf die Übertragungsbeziehung bearbeitet, das heißt, die TFP fokussiert auf diese Beziehungen in Übertragung und Gegenübertragung des Hier und Jetzt. Ziel der Behandlung ist »die Integration der abgespaltenen Selbst- und Objektrepräsentanzen in ausgewogenere, reifere und flexiblere Vorstellungen von sich selbst und den anderen« (Clarkin et al., 2008, S. 2). In einer Reihe von Studien (Levy et al., 2006; Doering et al., 2010; Sollberger et al., 2014) konnte gezeigt werden, dass ausgewogenere internalisierte Bilder von sich selbst und wichtigen Anderen in Form integrierter Selbst- und Objektrepräsentanzen sowohl eine bessere Impulskontrolle ermöglichen als auch zu einer stabileren Affektregulation und zu einer kohärenteren Identität führen. Die TFP ist primär darauf ausgerichtet, an den für die Borderline-Störung charakteristischen interpersonellen Abwehrmechanismen anzusetzen, die ja die verinnerlichten Objektbeziehungen in der therapeutischen Situation aufzeigen. Typische Spaltungsmanifestationen beziehen sich etwa auf die Reinszenierung der Täter-Opfer-Dichotomie zum Beispiel in einem Rollenpaar »missbrauchtes Opfer« versus »sadistischer Elternteil«, wie es sich im folgenden Beispiel abbildet (Boll-Klatt u. Kohrs, 2018a):

In einem sich über weite Strecken konstruktiv entwickelnden Therapieprozess kommt es wegen des von der Patientin selbst zu zahlenden Honorars für eine ausgefallene Stunde zu einer Auseinandersetzung, in deren Verlauf sie in einen kaum beeinflussbaren verzweifelten Zustand gerät. Die Patientin, die als Kind sexuell missbraucht wurde, erlebt die Forderung des Therapeuten trotz vorheriger Absprache als eine schwere Grenzüberschreitung und als Machtmissbrauch, dem sie sich nun wieder ohnmächtig unterwerfen müsse. Alle vorangegangenen positiven Erfahrungen mit dem Therapeuten scheinen wie ausgelöscht; die Wahrnehmung und das Erleben werden dominiert von einer hasserfüllten Objekt- und einer gedemütigten, hilflosen Selbstrepräsentanz. In der zweiten Hälfte der Sitzung verändert sich dann ohne erkennbare Vorboten schlagartig die Situation, es kommt zur sogenannten Rollenumkehr. Jetzt greift die Patientin den Therapeuten an, versucht, ihn zu unterwerfen, und beschimpft und beleidigt ihn in sadistisch-triumphierender Weise.

Indem der Therapeut sich die Rollen vergegenwärtigt, die die Patientin gerade einnimmt bzw. umgekehrt, die sie dem Therapeuten zuschreibt, kann er ein lebendiges Bild der inneren Repräsentanzenwelt der Patientin gewinnen. Ziel ist es, an den manifesten versus verborgenen Dyaden zu arbeiten, um der Patientin eine größere Vielfalt an Objektbeziehungsmustern verfügbar zu machen. Im Mittelpunkt der therapeutischen Haltung steht die technische Neutralität, das heißt, dass eine Äquidistanz zu widersprüchlichen Anteilen der Patientin gewahrt wird. Auch wenn in dem oben genannten Beispiel die Identifikation der Patientin mit dem Täteranteil destruktive Züge trägt, wird dieser weder durch Erklärungen und Verweise auf die Realität unterbunden noch durch eine Parteinahme für den Opferanteil vermeintlich unschädlich gemacht, indem der Therapeut seine Forderung entschuldigend zurücknimmt.

Das Beispiel zeigt noch einen weiteren wichtigen Aspekt der therapeutischen Haltung, nämlich die Fähigkeit des Therapeuten zur Rollenübernahme und zum Containing. Er ist nicht »der gute Helfer« (Doering, 2016, S. 36) und auch nicht der Erwachsene an der Seite der erwachsenen Anteile der Patientin, wie im traumazentrierten Vorgehen (vgl. Kapitel 4.3), sondern ist gefordert, die Täterrolle, so quälend das für ihn auch sein mag, zu übernehmen und dies dann der gemeinsamen Reflexion zugänglich zu machen. Diese Rollenübernahme erfordert die Fähigkeit des Therapeuten, sich mit den destruktiven und perversen projizierten Anteilen zu identifizieren und die damit einhergehenden heftigen Affekte in seinem psychischen Binnenraum zu halten. Voraussetzung dafür ist die Wahrnehmung der eigenen Gegenübertragungsreaktionen und deren Reflexion. Diese therapeutische Arbeit bewirkt eine notwendige zunehmende Differenzierung und Integration der Selbst- und Objektrepräsentanzen, wie Hörz-Sagstetter und Doering (2015, S. 262 f.) es treffend formulieren: »Zum einen erfährt der Patient, dass er sich durch projektive Identifikation von den negativen zerstörerischen inneren Selbst- und Objektanteilen entlasten kann und dass der Therapeut diese Rollenzuschreibung toleriert und sich dabei nicht so destruktiv verhält wie frühere Objekte. Zum anderen erfährt der Patient, dass die Destruktivität vom Therapeuten toleriert werden kann (›Container‹-Funktion), ohne dass sie ihn zerstört. In mehrfachem Sinn macht der Patient also eine korrigierende Beziehungserfahrung, die im Verlauf der Therapie bewusst gemacht und durchgearbeitet wird. Dies ermöglicht die zunehmende Reifung der Identität des Patienten.«

## 4.1.2 Die Therapievereinbarung

Besondere Bedeutung kommt in der TFP dem Aushandeln der Rahmenbedingungen zu, die durch die borderlinetypischen Symptome häufig infrage gestellt werden. Ein mündlich abgeschlossener oder schriftlich fixierter Therapievertrag hat die Funktion, Bedingungen herzustellen und aufrechtzuerhalten, unter denen eine psychodynamische Psychotherapie überhaupt durchgeführt werden kann. Diese Voraussetzung wird aus Sicht des Therapeuten gerade bei Borderline-Patienten mit chronischer Suizidalität, Impulsdurchbrüchen, selbstverletzendem Verhalten, restriktiver Nahrungsaufnahme, süchtigem Verhalten und Ähnlichem immer wieder bedroht. Aus Sicht der Patienten sind es häufig Bewältigungsmechanismen, um zu überleben (vgl. Kapitel 2.5).

Die inhaltliche Gestaltung der Therapievereinbarung ist das Ergebnis eines interaktiven diskursiven Prozesses zwischen Patient und Therapeut, in dem angestrebt wird, Ziele und Gefährdungen der Therapie zu differenzieren und die Verantwortung des Patienten für den Schutz der Behandlung klar zu benennen. Im Einzelnen werden durch den Therapievertrag Verantwortlichkeiten des Patienten und des Therapeuten expliziert sowie spezifische potenzielle Gefährdungen der Therapie, die sich aus der Vorgeschichte und Pathologie des einzelnen Patienten ableiten; darüber hinaus werden Konsequenzen bei Nichteinhaltung für den jeweiligen Patienten klar benannt. Die Vereinbarung übernimmt somit eine wichtige triangulierende Funktion; sie repräsentiert »das Dritte«, worauf in problematischen Situationen zurückgegriffen werden kann und sollte. Die Aufstellung des Therapievertrags (Clarkin et al., 2008, S. 95 ff.; Doering, 2016, S. 47 ff.) geht zwar der »eigentlichen« Therapie voraus, aber oftmals kommt es hier schon zu einem Ringen um die Inhalte, in dem sich die pathogenen Objektbeziehungsdyaden offenbaren, sodass man sich als Therapeutin oder Therapeut – gewollt oder nicht – schon von Beginn an in einer intensiven Übertragungs-/Gegenübertragungsdynamik befindet.

## 4.1.3 Therapeutisches Vorgehen und Interventionsstrategien

In der TFP werden drei Ebenen der Interventionen unterschieden; das therapeutische Vorgehen wird als Strategie, Taktik und Technik systematisiert:

1. die Ebene der Behandlung insgesamt, die durch langfristige *Strategien* wie beispielsweise die Arbeit an der Integration der Teil-Selbst- und Teil-Objektrepräsentanzen gekennzeichnet ist;
2. die Ebene jeder Behandlungsstunde, auf der *Taktiken* eingesetzt werden, beispielsweise die Bearbeitung des affektiv dominanten Themas;
3. die Ebene der therapeutischen Interaktion, die durch unterschiedliche *Behandlungstechniken* charakterisiert wird. Hierzu zählt neben den einzelnen Interventionsstrategien vor allem die bereits beschriebene Haltung technischer Neutralität, nämlich die Aufrechterhaltung einer unparteiischen Position durch den Therapeuten als neutralen Beobachter.

Die grundlegenden Behandlungstechniken der TFP entsprechen den klassischen psychodynamischen Interventionsstrategien: Klärung, Konfrontation und Deutung. Die basale Technik besteht in der Klärung, die meistens in Form von Fragen umgesetzt wird. Klärende Fragen dienen nicht nur dem Informationsgewinn, sondern markieren auch eine ständige Einladung an den Patienten, sich am Prozess des psychodynamischen Erforschens zu beteiligen. Durch den Einsatz von Klärung sollte der dominante Affekt herausgearbeitet werden, denn nicht als kognitiver, intellektueller Prozess, sondern nur als affektiv-kognitives Geschehen, das in den Erlebenskontext des Hier und Jetzt der therapeutischen Beziehung eingebettet ist, entfaltet die TFP-spezifische Art der Deutung (s. u.) ihre angestrebte Wirkung. In der TFP wird von der »Drei-Schritt«-Deutungsarbeit gesprochen (Clarkin et al., 2008, S. 60 ff.):

- *Klärung* beschreibt das Angebot des Therapeuten an den Patienten, jede Information, die unklar, vage, verwirrend oder widersprüchlich ist, zu untersuchen und zu klären. Klärenden Interventionen kommt eine hohe Bedeutung in der TFP zu. Kernberg (mündl. Mitteilung, 2016) empfiehlt ausdrücklich die Nutzung des »gesunden Menschenverstands« und den Einsatz weiterer klarifizierender Interventionen, wenn dieser zum Verständnis des Patienten nicht ausreicht.

- Mit der *Konfrontation* sollen dem Patienten widersprüchliche Anteile in seinen Mitteilungen bewusst gemacht werden, wie zum Beispiel: »Sie sprechen darüber, wie wichtig Ihnen die Therapie ist und dass sie Ihnen hilft, im Alltag besser zurechtzukommen. Gleichzeitig fragen Sie mich, ob wir nicht den Sommer über eine Behandlungspause vereinbaren könnten. Können Sie nachvollziehen, dass ich Ihre Äußerungen als widersprüchlich empfinde und irritiert bin?«
- *Deutungen* verbinden das unbewusste Material mit vermutetem, hypothetischem unbewussten Material, dem ein Einfluss auf Motivation und Verhalten des Patienten zugeschrieben wird. In einer Deutung werden die Aussagen des Patienten in einem neuen Zusammenhang als Hypothese oder Erklärung angeboten (»Wäre es möglich, dass ...«). Typische aktuelle Reaktivierungen von Objektbeziehungsdyaden werden durch Deutungen im Hier und Jetzt bezogen auf die therapeutische Dyade dem Patienten mitgeteilt: »Sie verhalten sich mir gegenüber so, als ob Sie keine Gefühle für mich empfänden. Ich glaube, diese scheinbare Gleichgültigkeit bewahrt Sie vor dem Gefühl einer tiefen Sorge um mich und vor Ihrem großen Wunsch, dass ich mich Ihrer annehmen würde. Ich baue diese Vermutung auf einer ganzen Reihe von Beobachtungen auf, zum Beispiel ... Sofern dies alles zutrifft, sollten wir versuchen zu verstehen, warum es Ihnen so schwerfällt, Ihren Wunsch nach Nähe, auch mir gegenüber, anzunehmen« (Clarkin et al., 2008, S. 65). Dieses Beispiel veranschaulicht auch, dass in der Deutung immer das affektiv gerade dominante Thema angesprochen wird. Am wirkungsvollsten ist die Intervention, wenn die affektive Erregung des Patienten etwas abgeebbt, aber noch nicht vollständig reduziert ist. TFP-Deutungen unterscheiden sich erheblich von der

klassischen Deutungstechnik, indem sie erst in späteren Therapiephasen genetische Deutungsanteile beinhalten. Benannt wird die aktivierte Dyade – so sie denn deutlich identifizierbar ist – zum Beispiel nach folgendem Muster: »Ich (der Therapeut) stelle fest, dass sich unsere Diskussion über das Ausfallhonorar zugespitzt hat und dass eine Situation entsteht, als ob ein sadistischer Elternteil ein verzweifeltes, ihm ausgeliefertes Kind missbraucht.«

Im Gegensatz zum klassischen psychoanalytischen Vorgehen, das dem Patienten allein die Entscheidung überlässt, worüber er in den Sitzungen sprechen will, liefert das TFP-Manual eine Prioritätenliste der Themen (Yeomans et al., 2016). Diese Rangreihe setzt die Sicherung des Lebens des Patienten oder der Patientin und den Bestand der Therapie an die oberste Stelle. Die Themen werden wie folgt priorisiert:
1. Behinderungen der Übertragungsarbeit etwa durch Suizid- oder Morddrohungen, drohender Therapieabbruch, Verletzungen der Therapievereinbarung;
2. direkte Übertragungsmanifestationen in Form einer verbalen oder nonverbalen Bezugnahme auf den Therapeuten oder in Form einer indirekten Bezugnahme, wenn zum Beispiel über andere Ärzte und Therapeuten gesprochen wird;
3. affektiv bedeutsames Material, das nicht auf den Therapeuten bezogen ist.

Die Therapievereinbarung, der Verzicht auf genetische Deutungen in den frühen und mittleren Therapiephasen sowie diese Prioritätenliste markieren die deutlichen Unterschiede zwischen der TFP und der klassischen psychoanalytischen Behandlung.

## 4.2 MBT – Mentalisierungsbasierte Psychotherapie

Die MBT wurde entwickelt, um den in Kapitel 2.4 beschriebenen Defiziten in der Mentalisierungsfähigkeit angemessen zu begegnen und diese behandeln zu können. Ausgehend von der weitgehenden Schwierigkeit vieler Borderline-Patienten, eigene mentale (kognitive und affektive) Inhalte und die anderer Menschen in einen sinnvollen Bezug zu Beziehungsprozessen, Verhaltens- und Erlebnisweisen zu bringen, wurde ein spezifischer Ansatz entwickelt, der in psychoanalytischen Kreisen zum Teil durchaus kontrovers aufgenommen wird. Das Konzept geht davon aus, dass die meisten Patientinnen und Patienten mit schweren Persönlichkeitsstörungen in einer Beziehung zu Eltern aufwuchsen, die selbst kaum über selbstreflexive affektiv-kognitive Kompetenzen verfügten. Sie müssten diese nun in einer entsprechenden psychotherapeutischen Beziehung gewissermaßen neu oder auch zum ersten Mal erwerben und weiterentwickeln (vgl. Allen, Fonagy u. Bateman, 2016, S. 126 ff.).

Daher zielt die MBT ausdrücklich *nicht* auf die Deutung unbewussten psychischen Materials, sondern auf die Entwicklung eines stabilen und altersgemäßen Niveaus der Mentalisierung. Die Methode besteht in einer grundlegend explorierenden Haltung des Therapeuten, der sich nicht als Fachmann für die Psyche des Patienten präsentiert, sondern diesen zu einer gemeinsamen Suchbewegung einlädt. Dazu ist es von großer Bedeutung, dass der Therapeut, die Therapeutin das Niveau der Mentalisierung erkennt, auf dem sich der Patient gerade bewegt. Auf einem hohen Erregungsniveau – etwa im Rahmen einer schweren Krise – bewegen wir uns beispielsweise in der Regel alle im Modus der *psychischen* Äquivalenz, und für Borderline-Patienten gilt dies ganz besonders. In diesem Modus ist es nicht nur sinnlos, sondern unter Umständen schädlich, mit dem Patienten psychische Inhalte zu erörtern und ihm alternative Sichtweisen vorzuschlagen. Vor dem Hintergrund des häufig intensiven *epistemischen Misstrauens* führt dies in der Regel zu einer Bestätigung der ohnehin festen, paranoid getönten Überzeugung, dass innerhalb menschlicher Begegnungen keine hilfreiche Entwicklung zu erwarten ist.

Stattdessen muss unbedingt die momentane Verfassung des Patienten oder der Patientin validiert werden, um allmählich eine affektive Regulation auf ein Niveau zu ermöglichen, auf dem wieder gemeinsam nachgedacht werden kann. Man kann beispielsweise darauf verweisen, dass man sich später gemeinsam mit den Hintergründen der Krise beschäftigen wird.

Analog ist es von ebenso großer Bedeutung für den Therapeuten, die eigene Mentalisierungsfähigkeit im Blick zu behalten. Gerade in der Behandlung schwer persönlichkeitsgestörter Patienten kommt es im Verlauf konflikthafter Übertragungs-/Gegenübertragungsdynamik leicht zu Einbrüchen in der reflexiven Kompetenz, die es anzuerkennen und ebenso gemeinsam zu untersuchen gilt, um die Mentalisierung wiederherstellen zu können.

Im Rahmen der Methode lässt sich behandlungstechnisch recht präzise benennen, welche Vorgehensweisen und Haltungen aufseiten des Therapeuten, der Therapeutin die mentalisierende Kompetenz fördern und welche sie eher hemmen.

Mentalisierungsfördernde Interventionen und Haltungen (nach Allen et al., 2016):

- *Exploration* statt Deutung! Einnahme und Bewahrung einer forschenden, neugierigen, *nicht* einer wissenden Haltung;
- *Vermittlung einer basal sicheren Beziehungserfahrung* durch das gemeinsame Erforschen der mentalen Zustände *beider* Beteiligten;
- *Regulation der emotionalen Intensität*, die weder zu hoch noch zu niedrig sein sollte;
- zentral ist das *kontingente, »markierte« Spiegeln* der mentalen Zustände des Patienten durch den Therapeuten, wobei die »Markierung« häufig schon im Nachdenken (Mentalisieren) des Therapeuten über den Affekt des Patienten besteht, zu dem er auch diesen einlädt und das durchaus mentalisierte Aussagen über das eigene mentale Erleben beinhalten kann: »Ich habe seit einigen Minuten den Eindruck, dass wir beide sehr aufgeregt sind, und Sie wirken etwas ärgerlich auf mich. Vielleicht sollten wir das Thema einen Augenblick ruhen lassen und gemeinsam untersuchen, was es damit auf sich hat. Was meinen Sie?«
- Der Therapeut bekennt sich zu Fehlern in der eigenen Mentalisierung und untersucht auch diese gemeinsam mit dem Patienten.

- Übertragungsdeutungen werden nur eingesetzt, wenn das gemeinsame Mentalisierungsniveau hoch ist. Auch hier geht es nicht darum, dem Patienten die »eigentliche« Bedeutung seiner mentalen Prozesse mitzuteilen, sondern bewusstseinsnah alternative Blickwinkel anzubieten und zum Beispiel feste Überzeugungen über Einstellungen des Therapeuten infrage zu stellen. Dabei werden Projektionen nicht zurückgewiesen, sondern exploriert und in ihrer Bedeutung verstanden.

Mentalisierungshemmende Interventionen und Haltungen (nach Allen et al., 2016):
- eine »wissende« Position des Behandlers, der besser um die mentalen Zustände des Patienten weiß als dieser selbst;
- komplizierte, lange Interventionen, die einen fixierten Als-ob-Modus fördern (»bullshitting«);
- Zuschreibungen mentaler Zustände an den Patienten, die auf eigenen theoretischen Annahmen beruhen;
- langes Schweigen;
- generalisierendes Deuten der Beziehungserfahrung des Patienten in Richtung auf Muster, Strukturen usw. anstelle der Exploration der spezifischen Erfahrung als Prozess im Hier und Jetzt;
- intensive emotionale *(unmarkierte)* Reaktionen auf den Patienten, die den Äquivalenzmodus fördern.

Entscheidend sind dabei weniger einzelne spezifische Interventionen als vielmehr die Aufrechterhaltung einer mentalisierenden Grundposition, aus der heraus je nach dem Niveau des gemeinsamen Mentalisierungsprozesses verschiedene fokale Schritte gewählt werden können, um »das Mentalisieren aufrechtzuerhalten und/oder es sowohl bei sich selbst als auch bei […] Patienten wieder in Gang zu setzen und dabei gleichzeitig sicherzustellen, dass die emotionalen Zustände aktiv und bedeutsam sind« (Bateman u. Fonagy, 2011, S. 572). Eine ausführliche Darstellung der MBT für adoleszente Patientinnen und Patienten findet sich innerhalb dieser Buchreihe bei Taubner und Volkert (2017).

## 4.3 Traumazentrierte Behandlungsansätze

Mit traumazentrierten Behandlungsansätzen der BPS wenden wir uns zunächst noch einmal der psychoökonomischen Konzeptualisierung schwerer Traumatisierungen zu. Wie bereits im Kapitel 2.5 ausgeführt, konzeptualisiert der psychoökonomische Ansatz die PTBS primär als Angststörung infolge einer pathogenen Stressverarbeitung mit einer Reihe neurophysiologischer, biochemischer und psychoneuroendokrinologischer Veränderungen. Jede Therapie muss diese spezifischen Bedingungen des traumatischen Stresses und dessen Folgen berücksichtigen. Sachsse (2013b, S. 186) beschreibt sehr dezidiert, wie eine therapeutische Beziehung aussehen sollte, die dem Rechnung trägt: »Ohne eine stabile therapeutische Beziehung geht nichts, ohne die Aktivierung von Selbstheilungskräften geht aber auch nichts.«

Im Zentrum steht die Aktualisierung der Selbstberuhigung und Selbstheilungskräfte und nicht die konflikt- und beziehungsorientierte Arbeit unter Fokussierung der Übertragungsprozesse. Menschen mit schweren Traumatisierungen verfügen häufig nicht über die verlässliche Fähigkeit zur therapeutischen Ich-Spaltung, die es ihnen ermöglichen würde, das »Als-ob« der Übertragung anzuerkennen. Ihnen fehlt das sogenannte »fiktive Normal-Ich« (Freud, 1937/1999, S. 63), das als beobachtender Anteil das therapeutische Geschehen mit einer gelassenen Distanz reflektieren könnte und die therapeutische Arbeitsebene aufrechterhält. Der sichere Wechsel zwischen dem reflektierenden Erwachsenen und dem erlebenden Kind ist nicht gegeben. In getriggerten Situationen mit dissoziativem Erleben können Vergangenheit und Gegenwart gerade nicht mehr auseinandergehalten werden, »Hier und Jetzt« und »Dort und Damals« fallen zusammen. Dies impliziert einen modifizierten Umgang mit der Übertragung mit möglichst wenig Schwächung der erwachsenen Ich-Funktionen. Es besteht eine Kontraindikation für jegliche Psychotherapie, die den Einfluss des Frontalhirns auf die limbischen Strukturen schwächt, wie dies beispielsweise im Rahmen regressiver Prozesse geschieht.

An die Stelle der Regression in der therapeutischen Beziehung tritt in der traumazentrierten Therapie das Bestreben, die Patientinnen und Patienten so lange und so oft wie möglich auf der Ebene der Erwachsenen im Hier und Jetzt zu halten. Zusammen mit dem Therapeuten oder der Therapeutin ist der Patient aufgefordert, in eine Zusammenarbeit von zwei Erwachsenen einzutreten, die sich gemeinsam um ein traumatisiertes Kind kümmern. Zur Aktivierung der Selbstheilungskräfte ist die imaginative Arbeit mit dem sogenannten *Inneren Kind* unverzichtbar. Therapeutischerseits wird versucht, die erwachsenen Patienten dabei zu beraten und zu fördern, mit ihrem Inneren Kind sorgsam und gut umzugehen, möglichst erheblich besser, als ihre Eltern mit ihnen als Kinder umgegangen sind. Die Innere-Kind-Arbeit strebt in erster Linie ein gutes Selbstmanagement an. An die Stelle der permanenten Überwältigung durch traumatischen Stress mit den Folgen extremer Hilflosigkeit, unkontrollierbarer Spontanregressionen und stressinduzierender Dissoziationen sollen vor allem Fähigkeiten treten, optische Flashbacks zu reduzieren, physiologisches Hyperarousal herunterzuregulieren und die Affektsteuerung durch differenzierte Affektwahrnehmung zu verbessern. Bei Reddemann (2001, 2012) findet sich eine ausführliche Auflistung dieser unverzichtbaren stabilisierenden imaginativen Übungen.

Auf ein mehrdimensionales Behandlungsmodell, das Wöller (2013) speziell für traumatisierte Patientinnen und Patienten mit Persönlichkeitsstörungen – also auch für BPS-Patienten – entworfen hat, kann an dieser Stelle nur verwiesen werden. Dieser Therapieansatz ist gleichermaßen ätiologie- und störungsorientiert ausgerichtet, das heißt, dass die Traumaätiologie berücksichtigt wird, ohne dabei die dominierende Symptomatik sowie die jeweilige Persönlichkeitsorganisation außer Acht zu lassen. Zur Traumabearbeitung stehen inzwischen zahlreiche therapeutische Methoden zur Verfügung, die einer Auflistung von Sack und Sachsse (2013, S. 247 ff.; vgl. auch Flatten et al., 2013, S. 68 ff.) zu entnehmen sind. Seit 2014 ist es laut Psychotherapie-Richtlinie (Diekmann, Dahm u. Neher, 2018) zulässig, traumazentrierte Interventionen wie beispielsweise die Nutzung von

Imaginationen (vgl. Reddemann, 2012), den Einsatz des Eye Movement Desensitization and Reprocessing (EMDR, Hofmann, 2014) oder die Narrative Expositionstherapie (Schauer, Neuner u. Elbert, 2011) in eine psychodynamische Psychotherapie zu integrieren, solange der psychodynamische Behandlungskontext klar erkennbar erhalten bleibt.

Wenn jedoch im Rahmen einer KPTBS Symptome wie Einsamkeit, schweres Misstrauen anderen gegenüber, Wut auf die Menschheit, Scham und Schuld sowie ein Oszillieren zwischen der Identifikation mit der Selbst- (der Opfer-) und der Objekt- (der Täter-)Repräsentanz dominieren, ist diese nicht als Angst-, sondern primär als Beziehungsstörung, zumeist auf der Basis eines desorganisierten Bindungsmusters (Typ D; Buchheim, 2017), zu konzeptualisieren. Gefühle der Nichtzugehörigkeit und Entmenschlichung sowie die Angst, mit dem eigenen Hass und der Destruktivität den Therapeuten zu vernichten, verhindern die Entwicklung der geforderten therapeutischen Zusammenarbeit und vereiteln oft den Erfolg traumazentrierter Therapien. Eine objektbeziehungstheoretisch ausgerichtete Vorgehensweise, die die abgespaltenen, als vernichtend erlebten Aggressionen in die therapeutische Arbeit von Beginn an einbezieht, indem der Therapeut am »therapeutischen Tanz« teilnimmt, ermöglicht es den Patientinnen und Patienten, sich auf eine therapeutische Beziehung einzulassen.

Draijer und van Zon (2016, S. 561 ff.) beschreiben die Behandlung eines schwer komplextraumatisierten ehemaligen afrikanischen Kindersoldaten, der erfolglos mehrere Traumatherapien durchlaufen hatte. Erst als es gelang, den destruktiven, »mörderischen« Selbstanteil in der Therapie zu treffen, konnten der vernichtende Hass und die Aggressionen in ein breiteres Spektrum aggressiver Gefühle integriert werden.

In einem Zitat von Sue Grand (zit. nach Bohleber, 2008, S. 48) wird ein weiterer eine traumazentrierte Behandlung behindernder Faktor benannt: »Der Kern der Erfahrung bei massiven Traumatisierungen besteht aus einer Zone nicht mitteilbarer und nichtformulierbarer Erfahrung: eine katastrophale Einsamkeit, ein inneres

Aufgeben und eine Annihilierung des Selbst mit seinen Handlungsmöglichkeiten, getränkt mit Hass, Angst, Scham und Verzweiflung: Eine tote, quasi autistische Zone eines Nicht-Selbst entsteht ohne das Vorhandensein eines einfühlsamen Anderen.« Das innere Aufgeben, die Annihilierung des Selbst mit seinen Handlungsmöglichkeiten kann so umfassend sein, dass Übungen zur Selbstberuhigung und -regulation zumindest nicht eigenständig ausgeführt werden können. Nur so ist zu erklären, weshalb viele Patientinnen und Patienten in stationären oder ambulanten Therapien viel mit Imaginationen zum Inneren Kind gearbeitet haben, diese für sich allein dann zwar umsetzen wollen, aber nicht können.

Wenn Ohnmacht, Hass und Misstrauen eine intensive negative Übertragung konstellieren, muss diese bearbeitet werden. Sachsse (2013c) spricht gleichermaßen von einem Kampf, wenn es darum geht, eine Arbeitsbeziehung zu etablieren und aufrechtzuerhalten und vor der Destruktivität der Wahrnehmungsverzerrungen und projektiven Identifizierungen zu schützen. In der therapeutischen Arbeit verlagert er diese pathologischen Prozesse in den Phantasiebereich der »Inneren Bühne« und damit in einen dritten Therapieraum. Das Konzept der Inneren Bühne erscheint als durchaus kompatibel mit der Kernberg'schen Analyse der Übertragungsdyaden bzw. der Übertragungsfokussierten Psychotherapie, in der es ja auch darum geht, nicht integrierte gespaltene und oftmals projizierte Selbst- und Objektanteile im eigenen psychischen Binnenraum zu halten und miteinander in Beziehung zu bringen (vgl. Kapitel 4.1).

# 5 Beispiel einer Behandlung

Am Beispiel einiger exemplarischer Sequenzen aus der Behandlung einer bei Beginn der Therapie 21-jährigen Borderline-Patientin soll die Komplexität der interpersonalen Psychodynamik skizziert werden, mit der Behandelnde dieser Patientengruppe durchweg konfrontiert sind. Insbesondere erschweren häufige Behandlerwechsel sowie Wechsel des Behandlungssettings – vor allem zwischen ambulanter und stationärer Therapie – häufig noch das ohnehin schon schwierige therapeutische Vorgehen. Stationäre Behandlungssequenzen sind einerseits in vielen Fällen, zum Beispiel zur Krisenintervention, dringend indiziert; andererseits tragen sie in manchen Fällen auch zur Vermeidung eines stringenten ambulanten Therapieprozesses bei, in dem sie Spaltungen und Externalisierungen aufrechterhalten und die Integration fragmentierter Selbst- und Objektrepräsentanzen verhindern (zur Komplexität und den speziellen Anforderungen der stationären Behandlung von Borderline-Patienten vgl. Dulz u. Ramb, 2011, sowie Nadolny u. Meyer, 2011).

Frau Z. kam in die Behandlung, weil ihr innerer Leistungsdruck an der Abendschule – sie stand kurz vor dem Abitur – immer mehr zunahm. Sie zog sich stärker zurück, quälte sich mit Vorwürfen und entwickelte zunehmend Symptome: Frustessen, Ritzen, Albträume, dissoziative Zustände, flashbackähnliche Erinnerungen und Ähnliches mehr.

Vorangegangen war eine analytische Psychotherapie, die sie nach vierzig Stunden abgebrochen hatte, da sie die Therapeutin »wie eine weiße Wand« erlebt habe, an der sie keinen Halt habe finden können, genau wie bei ihrer Mutter. Danach sei sie ernsthaft suizidal geworden und habe mehrere stationäre Behandlungen durchlaufen. Am meisten habe sie von angeleiteten Imaginationsübungen profitiert, die sie strukturiert und beruhigt hätten. Allerdings habe man ihr in der Klinik rückgemeldet, dass sie emotional sehr schwer erreichbar sei. Sie habe sich jetzt noch einmal zu einer ambulanten Therapie entschieden. Sie wolle mehr Ruhe in sich finden, weniger extreme Stimmungsschwankungen durchleben und »endlich einmal eine Beziehung erleben«, die sie nicht ruiniere.

In der Lebensgeschichte findet sich eine sozial renommierte Familie des Bildungsbürgertums, in der sie und ihre jüngeren Schwestern allerdings von Beginn an die Alkoholexzesse ihres Vaters miterleben mussten. Er habe die Mutter brutal geschlagen und die Schwestern auch sexuell belästigt, sie selbst erinnere das nicht. Sie habe immer die Verantwortung gehabt, die Schwestern zu stützen und die labile Mutter zu stabilisieren, die stets mit Suizid gedroht habe.

Die erste Phase der Behandlung war durch umfangreiche hypermentalisierende Einsichten und Selbstbezichtigungen gekennzeichnet, in denen die Patientin offenbar unbewusst mit einem sadistischen Über-Ich identifiziert war, dessen Opfer, das unterwürfige, beschämte Kind, sie bewusst und ich-synton ausgiebig verkörperte. In der Gegenübertragung war einerseits der komplementäre sadistische Aspekt der entsprechenden Dyade – gewissermaßen der Täteranteil – in Form von gereizten Belehrungsimpulsen deutlich spürbar. Andererseits fühlte sich die Therapeutin durchweg kontrolliert, im Denken zeitweise wie gelähmt vor einer uneinnehmbaren Festung und unentwegten Prüfungen unterworfen.

Wegen der nachhaltig häufigen und quälenden Albträume griff die Patientin dann das Angebot einer vorbehandelnden Klinik bezüglich einer traumatherapeutischen stationären Behandlung auf, in der Hoffnung, sich so von den intrusiven Zuständen in Träumen und Flashbacks zu befreien. Als sie – wie sich später gemeinsam rekonstruieren ließ – nach etwa einer Woche zunehmend realisierte, dass im »Zauberberg« nicht gezaubert wurde, es nicht zu der von ihr erwarteten Zuwendung und erst recht nicht zu einer seelischen Entlastung kam, verübte sie drei aufeinanderfolgende schwere Suizidversuche. In der Fortsetzung der ambulanten Therapie wurde es dann allmählich möglich, das hohe Maß der eigenen (Auto-)Destruktivität zu fokussieren, deren Verleugnung die Therapie bisher im Grunde blockiert hatte. Zunächst wurde auch dieser Aspekt eher pseudomentalisierend – gewissermaßen als generelles Konzept – akzeptiert und intellektuell anerkannt.

Entscheidend wurde aber das sehr zeitaufwendige und für beide Beteiligten belastende Erleben und Anerkennen der typischen Rollenumkehr in der Übertragungsbeziehung: Die Patientin reinszenierte dabei überwiegend die Objektrepräsentanz einer strengen, unerreichbaren und fordernden Mutter, während sich der Anteil des wehr- und hilflosen Kindes in der Therapeutin abbildete. Im Zuge der Therapie wurden diese reaktualisierten Objektbeziehungsdyaden konsequent im Hier und Jetzt gedeutet, wie es dem Vorgehen der Übertragungsfokussierten Therapie (TFP) entspricht. Das stellte die therapeutische Beziehung zum Teil auf eine harte Probe, vereinzelt drohte die Patientin mit Abbruch. Wichtig in diesen Sequenzen war die Benennung des sichtbar werdenden Hasses und der Destruktivität, womit die Patientin auch die therapeutische Arbeit zu zerstören drohte. Sie profitierte von Deutungen, die darauf abzielten, ihr bewusst zu machen, dass die therapeutische Beziehung, das heißt beide, ihre Aggression überleben würden, dass ihre unbewussten Befürchtungen, ihr Gegenüber mit ihrer Destruktivität zu vernichten, zum Gegenstand der Reflexion werden konnten.

Im Verlauf dieses Prozesses berichtete die Patientin öfter von interpersonellen Kontakten, in denen sie deutlich ihren Unmut und ihren Ärger geäußert hatte. Sie war überrascht, dass depressive Krisen sich nun verringerten. Insgesamt ließ diese Entwicklung eine verbesserte Integration aggressiver Affekte in ihr Selbst erkennen. Wichtig war dabei auch die stetige Deutung ihrer Identifikation mit dem rigiden Über-Ich der Mutter, das immer dann auf den Plan trat, wenn es um die Verortung der Aggression im eigenen Selbst ging. Die allmählich erkennbaren Fortschritte in der Integration der ursprünglich hoch fragmentierten Selbst- und Objektrepräsentanzen führten zu Entlastungen in der Lebensbewältigung der Patientin, insbesondere ihrer Beziehungsgestaltung.

Dieser Prozess wurde erheblich auf die Probe gestellt, als Familienmitglieder erneut Kontakt mit ihr aufnahmen und alte Konflikte reaktualisiert wurden. Wut und Ärger auf die Mutter wurden ebenso wieder virulent wie heftige Sehnsüchte nach einem idealen Zuhause mit idealen Eltern. Frau Z. regredierte passager in infantile Modi, bestand in selbstquälerischer Weise auf der Bestätigung ihres Opferstatus und der Sinnlosigkeit ihres Lebens. Entwertungen des therapeutischen Prozesses und der Therapeutin komplettierten den destruktiven Umgang mit den schmerzlichen Erinnerungen und der Trauer.

Konsequentes Deuten der aggressiv-zerstörerischen Anteile inklusive ihrer Angriffe auf die Therapie verhalf der Patientin verlässlich dazu, ihre inzwischen erworbene Integrationsfähigkeit wiederzuerlangen und nicht im Spaltungsmodus arretiert zu bleiben. Auch der Abwehrmechanismus der Regression konnte ihr bewusst gemacht und mit der Frage verknüpft werden, ob sie das Leben »wagen« wolle. Der Abschied von Wiedergutmachungsphantasien und romantischen Vorstellungen eines Lebens ohne Konflikte, Probleme und negative Affekte wurde wiederkehrend thematisiert und mündete in adäquater Trauer um Nicht-Gehabtes und Entbehrtes. Als Ergebnis war eine Erhöhung der Selbstempathie zu verzeichnen, die mit einer altersgemäßen Distanziertheit gegenüber ihrem kindlichen Erleben verbunden war und blieb. Humor und intellektuelle Spielereien begleiteten diesen Verlauf und zeigten an, dass triangulierende Fähigkeiten gestärkt werden konnten. Es ist anzunehmen, dass dieser Verlauf dann auch die Entwicklung einer inzwischen schon über sechs Monate andauernden Partnerschaft begünstigt hat.

Früher in Liebesbeziehungen regelmäßig nach ca. drei Monaten auftretende Ängste vor Vereinnahmung und Verschmelzung in der Nähe oder des Selbstverlustes bei zu viel Distanz wurden der therapeutischen Bearbeitung zugänglich und mussten nicht – anders als sonst – handlungsmäßig agiert werden. Frau Z. erlebte sich als überraschend wirkmächtig (im Gegensatz zu früheren Überflutungen), wenn sie Nähe- und Distanzwünsche selbstverantwortlich regulierte. Diese Erfahrungen verwiesen auf eine deutliche Abnahme projektiver Verzerrungen und projektiver Identifizierungen in psychosozialen Beziehungen. Es gelang inzwischen relativ gut, die Nähe-Distanz-Thematik auch auf das Hier und Jetzt der therapeutischen Beziehung zu beziehen. Nähe- und Abhängigkeitswünsche in Bezug auf die Therapeutin konnten gefühlt und expliziert werden, ebenso wie Ärger und Distanzierungsbedürfnisse. (»Manchmal möchte ich Sie auf den Mond schießen und finde Sie ätzend. Wenn ich das dann sage oder mich so verhalte, kriege ich Angst, dass Sie mich wegschicken, aber ich weiß ja, dass Sie das aushalten können und das nicht machen.«)

Die stark verdichtete und verkürzte Skizzierung des zentralen Behandlungsverlaufs kann nur andeuten, auf welche verwirrenden Wechsel der Beziehungs- und Rollenzuweisungen sich Behandelnde im Borderline-Therapieprozess einstellen müssen. Es sollte aber erkennbar werden, dass der entscheidende Prozess im affektiv-kognitiven Durchleben und funktional-sinnhaften Erarbeiten eben dieser Beziehungsdyaden liegt.

# Literatur

Allen, J. G., Fonagy, P., Bateman, A. W. (2016). Mentalisieren in der psychotherapeutischen Praxis (2. Aufl.). Stuttgart: Klett-Cotta.
Arbeitskreis OPD (Hrsg.) (2006). Operationalisierte Psychodynamische Diagnostik OPD-2. Das Manual für Diagnostik und Therapieplanung. Bern u. a.: Huber.
Bateman, A., Fonagy, P. (2011). Borderline-Persönlichkeitsstörung und Mentalisierungsbasierte Therapie (MBT). In B. Dulz, S. C. Herpertz, O. F. Kernberg, U. Sachsse (Hrsg.), Handbuch der Borderline-Störungen (2. Aufl., S. 566–575). Stuttgart: Schattauer.
Bo, S., Sharp, C., Fonagy, P., Kongerslev, M. (2017). Hypermentalizing, attachment, and epistemic trust in adolescent BPD: Clinical illustrations. Personality Disorders, 8 (2), 172–182.
Bohleber, W. (2008). Einige Probleme psychoanalytischer Traumatheorien. In M. Leuzinger-Bohleber, G. Roth, A. Buchheim (Hrsg.), Psychoanalyse – Neurobiologie – Trauma (S. 45–54). Stuttgart: Schattauer.
Bohleber, W. (2012). Was Psychoanalyse heute leistet. Identität und Intersubjektivität, Trauma und Therapie, Gewalt und Gesellschaft. Stuttgart: Klett-Cotta.
Bohus, M., Limberger, M. F., Frank, U., Sender, I., Gratwohl, T., Stieglitz, R. D. (2001). Entwicklung der Borderline-Symptom-Liste. Psychotherapie – Psychosomatik – Medizinische Psychologie, 51 (5), 201–211.
Bollas, C. (1987/2012). Der Schatten des Objekts. Das ungedachte Bekannte: Zur Psychoanalyse der frühen Entwicklung (3. Aufl.). Stuttgart: Klett-Cotta.
Boll-Klatt, A., Kohrs, M. (2018). Praxis der psychodynamischen Psychotherapie. Grundlagen – Modelle – Konzept (2. Aufl.). Stuttgart: Schattauer.
Boll-Klatt, A., Kohrs, M. (2018a). Tiefenpsychologisch fundierte Psychotherapie. Stuttgart: Kohlhammer.
Boroske-Leiner, K., Hofmann, A., Sack, M. (2008). Ergebnisse zur internen und externen Validität des Interviews zur komplexen Posttraumatischen Belastungsstörung (I-kPTBS). Psychotherapie – Psychosomatik – Medizinische Psychologie, 58 (5), 192–199.
Buchheim, A. (2017). Bindungsdesorganisation. In B. Strauß, H. Schauenburg (Hrsg.), Bindung in Psychologie und Medizin. Grundlagen, Klinik und Forschung. Ein Handbuch (S. 151–161). Stuttgart: Kohlhammer.

Clarkin, J. F., Caligor, E., Stern, B. L., Kernberg, O. F. (2004). Structured Interview of Personality Organization (STIPO). Unpublished Manuscript. Personality Disorders Institute, Weill Medical College of Cornell University New York.

Clarkin, J. F., Yeomans, F. E., Kernberg, O. F. (2008). Psychotherapie der Borderline-Persönlichkeit. Manual zur psychodynamischen Therapie (2. Aufl.). Stuttgart u. New York: Schattauer.

Dammann, G. (2007). Bausteine einer »Allgemeinen Psychotherapie« der Borderline-Störung. In G. Dammann, P. L. Janssen (Hrsg.), Psychotherapie der Borderline-Störungen. Krankheitsmodelle und Therapiepraxis – störungsspezifisch und schulenübergreifend (S. 238–258). Stuttgart u. New York: Thieme.

Dammann, G., Hörz, S., Clarkin, J. F. (2012). Das Inventar der Persönlichkeitsorganisation (IPO). In S. Doering, S. Hörz (Hrsg.), Handbuch der Strukturdiagnostik. Konzepte, Instrumente, Praxis. Stuttgart: Schattauer.

Daudert, E. (2001). Selbstreflexivität, Bindung und Psychopathologie. Zusammenhänge bei stationären Gruppentherapie-Patienten. Hamburg: Kovač.

Daudert, E. (2002). Die Reflective Self Functioning Scale. In B. Strauß, A. Buchheim, H. Kächele (Hrsg.), Klinische Bindungsforschung. Theorien – Methoden – Ergebnisse (S. 54–67). Stuttgart: Schattauer.

Diekmann, M., Dahm, A., Neher, M. (Hrsg.) (2018). Faber/Haarstrick, Kommentar Psychotherapie-Richtlinien. München: Elsevier.

Dilling, H., Mombour, W., Schmidt, M. H. (Hrsg.) (1993). Internationale Klassifikation psychischer Störungen ICD-10 (2. Aufl.). Bern: Huber.

Doering, S. (2008). Structured Interview of Personality Organization (STIPO). Deutsche Übersetzung: Strukturiertes Interview zur Persönlichkeitsorganisation –Deutsche Version – STIPO-D, freier Download unter: https://www.meduniwien.ac.at/hp/fileadmin/psychoanalyse/pdf/STIPO-D.pdf (19.07.2018).

Doering, S. (2016). Übertragungsfokussierte Psychotherapie (TFP). Göttingen: Vandenhoeck & Ruprecht.

Doering, S., Burgmer, M., Heuft, G., Menke, D., Bäumer, B., Lübking, M., Feldmann, M., Hörz, S., Schneider, G. (2013). Reliability and validity of the German version of the Structured Interview of Personality Organization (STIPO). BMC Psychiatry, 13, 210–213.

Doering, S., Hörz, S., Rentrop, M., Fischer-Kern, M., Schuster, P., Benecke, C., Buchheim, A., Martius, P., Buchheim, P. (2010). Transference-focused psychotherapy vs. treatment by community psychotherapists for borderline personality disorder: Randomised controlled trial. British Journal of Psychiatry, 196, 389–395.

Draijer, N., van Zon, P. (2016). Übertragungsfokussierte Psychotherapie bei schwer traumatisierten Patienten. In T. E. Egle, P. Joraschky, A. Lampe, I. Seiffge-Krenke, M. Cierpka (Hrsg.), Sexueller Missbrauch, Misshandlung, Vernachlässigung. Erkennung, Therapie und Prävention der Folgen früher Stresserfahrungen (4. Aufl., S. 555–566). Stuttgart: Schattauer.

Driessen, M., Beblo, T., Reddemann, L., Rau, H., Lange, W., Silva, A., Berea, R. C., Wulff, H., Ratzka, S. (2002). Ist die Borderline-Persönlichkeitsstörung eine komplexe posttraumatische Störung? Nervenarzt, 73, 820–829.

Dulz, B. (2011a). Faksimile des Originalartikels von C. H. Hughes. In B. Dulz, S. C. Herpertz, O. F. Kernberg, U. Sachsse (Hrsg.), Handbuch der Borderline-Störungen (2. Aufl., S. 3–6). Stuttgart: Schattauer.

Dulz, B. (2011b). Der Formenkreis der Borderline-Störung. Versuch einer deskriptiven Systematik auf psychoanalytischer Grundlage. In B. Dulz, S. C. Herpertz, O. F. Kernberg, U. Sachsse (Hrsg.), Handbuch der Borderline-Störungen (2. Aufl., S. 328–343). Stuttgart: Schattauer.

Dulz, B., Jensen, M. (2011). Aspekte einer Traumaätiologie der Borderline-Persönlichkeitsstörung. Psychoanalytisch-psychodynamische Überlegungen und empirische Daten. In B. Dulz, S. C. Herpertz, O. F. Kernberg, U. Sachsse (Hrsg.), Handbuch der Borderline-Störungen (2. Aufl., S. 203–224). Stuttgart: Schattauer.

Dulz, B., Ramb, C. (2011). Haltende Funktion, technische Neutralität und persönliche Sympathie in der Beziehungszentrierten Psychodynamischen Psychotherapie. In B. Dulz, S. C. Herpertz, O. F. Kernberg, U. Sachsse (Hrsg.), Handbuch der Borderline-Störungen (2. Aufl., S. 584–609). Stuttgart: Schattauer.

Dulz, B., Schneider, A. (1996). Borderline-Störungen. Theorie und Therapie (2. Aufl.). Stuttgart: Schattauer.

Ermann, M. (Hrsg.) (2009). Vorwort. In: Was Freud noch nicht wusste. Neues über Psychoanalyse (2. Aufl., S. 7–8). Frankfurt a. M.: Brandes & Apsel.

Falkai, P., Wittchen, H. U. (Hrsg.) (2015). Diagnostische Kriterien DSM-5. Göttingen u. a.: Hogrefe.

Ferenczi, S. (1933/1964). Sprachverwirrungen zwischen den Erwachsenen und dem Kind. In: Bausteine zur Psychoanalyse, III. Bern u. Stuttgart: Huber.

Flatten, G., Gast, U., Hofmann, A., Knaevelsrud, C., Lampe, A., Liebermann, P., Maercker, A., Reddemann, L., Wöller, W. (2013). Posttraumatische Belastungsstörung. S3-Leitlinie und Quellentexte. Stuttgart: Schattauer.

Fonagy, P. (1996). The relation of attachment status, psychiatric classification, and response to psychotherapy. Journal of Consulting and Clinical Psychology, 64, 22–31.

Fonagy, P., Luyten, P. (2011). Die entwicklungspsychologischen Wurzeln der Borderline-Persönlichkeitsstörung in Kindheit und Adoleszenz: Ein Forschungsbericht unter dem Blickwinkel der Mentalisierungstheorie. Psyche – Zeitschrift für Psychoanalyse und ihre Anwendungen, 65, 900–952.

Fonagy, P., Luyten, P., Moulton-Perkins, A., Ya-Wen, L., Warren, F., Howard, S., Ghianai, R., Feron, P., Lowyck, B. (2016). Development and validation of a self-report measure of mentalizing: The Reflective Functioning Questionnaire. PLoS One, 11 (7), e0158678.

Fonagy, P., Target, M. (2001). Mit der Realität spielen. Zur Doppelgesichtigkeit psychischer Realität von Borderline-Patienten. Psyche – Zeitschrift für Psychoanalyse und ihre Anwendungen, 55, 961–995.

Fonagy, P., Target, M., Steele, H., Steele, M. (1998). Reflective-Functioning Manual for application to Adult Attachment Interviews (version 5.0). University College London.

Freud, A. (1936/1975). Das Ich und die Abwehrmechanismen. Frankfurt a. M.: Fischer.

Freud, S. (1915/1999). Triebe und Triebschicksale. GW X (S. 210–232). Frankfurt a. M.: Fischer.

Freud, S. (1937/1999). Die endliche und die unendliche Analyse. GW XVI (S. 59–99). Frankfurt a. M.: Fischer.

Freyberger, H. J., Terock, J. (2016). Konzept der komplexen posttraumatischen Belastungsstörung. Psychotherapeut, 61, 183–190.

Gast, U. (2002). Komplexe Dissoziative Störungen. Konzeptionelle Untersuchung zur Diagnostik und Behandlung der Dissoziativen Identitätsstörung und ähnlicher Erkrankungen. Habilitationsschrift Medizinische Hochschule Hannover.

Gast, U., Zündorf, F., Hofmann, A. (2000). Strukturiertes Klinisches Interview für DSM-IV – dissoziative Störungen (SKID-D). Göttingen u. a.: Hogrefe.

George, C., Kaplan, N., Main, M. (1985). The Adult Attachment Interview. In J. Solomon, C. George (Hrsg.), Attachment disorganization. Berkeley: University of California.

Hartmann, H. P. (2018). Narzissmus und narzisstische Persönlichkeitsstörungen. Göttingen: Vandenhoeck & Ruprecht.

Hinshelwood, R. D. (2004). Wörterbuch der kleinianischen Psychoanalyse (2. Aufl.). Stuttgart: Klett-Cotta.

Hirsch, M. (2004). Psychoanalytische Traumatologie. Das Trauma in der Familie. Stuttgart u. New York: Schattauer.

Hofmann, A. (2014). EMDR – Praxishandbuch zur Behandlung traumatisierter Menschen. Praxishandbuch zur Behandlung traumatisierter Menschen (5. Aufl.). Stuttgart: Thieme.

Hohage, R. (2011). Analytisch orientierte Psychotherapie in der Praxis. Behandlungsplanung – Kassenanträge – Supervision (5. Aufl.). Stuttgart: Schattauer.

Hörz, S., Rentrop, M., Fischer-Kern, M., Schuster, P., Kapusta, N., Buchheim, P., Doering, S. (2010). Strukturniveau und klinischer Schweregrad der Borderline-Persönlichkeitsstörung. Zeitschrift für Psychosomatische Medizin und Psychotherapie, 56, 136–149.

Hörz-Sagstetter, S., Doering, S. (2015). Psychoanalytisch orientierte Therapie der Persönlichkeitsstörungen. Psychotherapeut, 60 (4), 261–268.

Hughes, C. H. (1884). Borderland psychiatric records – pro-dromal symptoms of psychical impairment. Alienist and Neurologist, 5, 85–91.

Irle, E., Lange, C., Sachsse, U., Weniger, G. (2011). Neurobiologische Veränderungen bei posttraumatischen Zuständen. In B. Dulz, S. C. Herpertz, O. F. Kernberg, U. Sachsse (Hrsg.), Handbuch der Borderline-Störungen (2. Aufl., S. 134–141). Stuttgart u. New York: Schattauer.

Irle, E., Lange, C., Sachsse, U., Weniger, G. (2013). Neurobiologie komplexer Traumafolgestörungen. In M. Sack, U. Sachsse, J. Schellong (Hrsg.), Komplexe Traumafolgestörungen. Diagnostik und Behandlung von Folgen schwerer Gewalt und Vernachlässigung (S. 8–30). Stuttgart: Schattauer.

Johnson, J. G., McGeoch, P. G., Caskey, V., Abhary, S. G., Sneed, J. R. (2016). Persönlichkeitsstörungen und frühe Stresserfahrungen. In U. T. Egle, P. Joraschky, A. Lampe, I. Seiffge-Krenke, M. Cierpka (Hrsg.), Sexueller Missbrauch – Misshandlung – Vernachlässigung. Erkennen, Therapie und Prävention der Folgen früher Stresserfahrungen (4. Aufl., S. 502–535). Stuttgart: Schattauer.

Juen, F., Arnold, L., Meissner, D., Nolte, T., Buchheim, A. (2013). Attachment disorganization in different clinical groups: What underpins unresolved attachment. Psihologija, 46 (2), 127–142.

Kernberg, O. F. (1975/1983). Borderline-Störungen und pathologischer Narzissmus. Frankfurt a. M.: Suhrkamp.

Kernberg, O. F., Levy, K. N. (2011). Borderline-Persönlichkeitsstörung und Borderline-Persönlichkeitsorganisation. Psychopathologie und Diagnose. In B. Dulz, S. C. Herpertz, O. F. Kernberg, U. Sachsse (Hrsg.), Handbuch der Borderline-Störungen (2. Aufl., S. 286–300). Stuttgart: Schattauer.

Kernberg, O. F., Salzer, M. A., Koeningsberg, H. W., Carr, A. C., Appelbaum, A. H. (1989). Psychodynamic psychotherapy of borderline patients. New York: Basic Books (dt. 1993: Psychodynamische Psychotherapie bei Borderline-Patienten. Bern: Huber).

Klein, M. (Hrsg.) (1927/1985). Frühstadien des Ödipuskomplexes. In: Frühstadien des Ödipuskomplexes. Frühe Schriften 1928–1945 (S. 7–21). Frankfurt a. M.: Fischer.

Klein, M. (1946/1997). Bemerkungen über einige schizoide Mechanismen. In: Das Seelenleben des Kleinkindes (S. 131–163). Stuttgart: Klett-Cotta.

Klein, M. (1957/1997). Neid und Dankbarkeit. In: Das Seelenleben des Kleinkindes (S. 225–144). Stuttgart: Klett-Cotta.

König, K., Dahlbender, R. W., Holzinger, A., Topitz, A., Doering, S. (2016). Kreuzvalidierung von drei Fragebögen zur Strukturdiagnostik: BPI, IPO und OPD-SF. Zeitschrift für Psychosomatische Medizin und Psychotherapie, 62, 177–189.

Körner, J. (2016). Psychodynamische Interventionen. Göttingen: Vandenhoeck & Ruprecht.

Levy, K. N., Meehan, K. B., Kelly, K. M., Reynoso, J. S., Weber, M., Clarkin, J. F., Kernberg, O. F. (2006). Change in attachment patterns and reflective function in a randomized control trial of transference-focused psychotherapy für borderline personality disorder. Journal of Consulting and Clinical Psychology, 74, 1027–1040.

Lohmer, M. (2005). Borderline-Therapie. Psychodynamik, Behandlungstechnik und therapeutische Settings. Stuttgart: Schattauer.

Maercker, A. (2003). Posttraumatische-Stress-Skala-10 (PTSS-10). In J. Hoyer, J. Margraf (Hrsg.), Angstdiagnostik. Grundlagen und Testverfahren (S. 401–403). Berlin: Springer.

Maercker, A., Schützwohl, M. (1998). Erfassung von psychischen Belastungsfolgen. Die Impact of Event Skala – revidierte Version (IES-R). Diagnostica, 44 (3), 130–141.

Mahler, M. S., Pine, F., Bergman, A. (1975/1980). Die psychische Geburt des Menschen. Frankfurt a. M.: Fischer.

Nadolny, A., Meyer, R. (2011). Krankenpflegepersonal und der Borderline-Patient auf einer psychodynamisch-beziehungszentriert arbeitenden Spezialstation – Herausforderung oder Überforderung. In B. Dulz, S. C. Herpertz, O. F. Kernberg, U. Sachsse (Hrsg.), Handbuch der Borderline-Störungen (2. Aufl., S. 610–618). Stuttgart: Schattauer.

Peichl, J. (2013). Die inneren Trauma-Landschaften. Borderline, Ego-State, Täter-Introjekt (2. Aufl.). Stuttgart: Schattauer.

Reddemann, L. (2001). Imagination als heilsame Kraft. Zur Behandlung von Traumafolgen mit ressourcenorientierten Verfahren. Stuttgart: Klett-Cotta.

Reddemann, L. (2012). Psychodynamisch Imaginative Traumatherapie, PITT. Das Manual (7. Aufl.). Stuttgart: Klett-Cotta.

Rudolf, G. (2012). Strukturbezogene Psychotherapie. Leitfaden zur Psychotherapie struktureller Störungen (3. Aufl.). Stuttgart: Schattauer.

Sachsse, U. (2011). Traumazentrierte Psychotherapie der Komplexen Posttraumatischen Belastungsstörung respektive Borderline-Persönlichkeitsstörung mit ausgeprägter komorbider Posttraumatischer Belastungsstörung. In B. Dulz, S. C. Herpertz, O. F. Kernberg, U. Sachsse (Hrsg.), Handbuch der Borderline-Störungen (2. Aufl., S. 713–725). Stuttgart: Schattauer.

Sachsse, U. (2013a). Die peri- und posttraumatische Stressphysiologie. In U. Sachsse (Hrsg.), Traumazentrierte Psychotherapie. Theorie, Klinik, Praxis (2. Nachdruck, S. 48–58). Stuttgart: Schattauer.

Sachsse, U. (2013b). Die therapeutische Beziehung. In U. Sachsse (Hrsg.), Traumazentrierte Psychotherapie. Theorie, Klinik, Praxis (2. Nachdruck, S. 184–195). Stuttgart: Schattauer.

Sachsse, U. (2013c). Psychodynamische Psychotherapie von Traumafolgestörungen im Rahmen der Richtlinienpsychotherapie. Psychotherapeut, 58, 496–502.

Sack, M., Sachsse, U. (2013). Therapiemethoden und Behandlungstechniken. In M. Sack, U. Sachsse, J. Schellong (Hrsg.), Komplexe Traumafolgestörungen. Diagnostik und Behandlung von Folgen schwerer Gewalt und Vernachlässigung (S. 247–297). Stuttgart: Schattauer.

Sack, M., Sachsse, U., Dulz, B. (2011). Ist die Borderline-Persönlichkeitsstörung eine Traumafolgestörung? In B. Dulz, S. C. Herpertz, O. F. Kernberg, U. Sachsse (Hrsg.), Handbuch der Borderline-Störungen (2. Aufl., S. 197–202). Stuttgart: Schattauer.

Sack, M., Sachsse, U., Overkamp, B., Dulz, B. (2012). Traumafolgestörungen bei Patienten mit Borderline-Persönlichkeitsstörung. Ergebnisse einer Multicenterstudie. Nervenarzt, 30, 1–7.

Sack, M., Sachsse, U., Schellong, J. (Hrsg.) (2013). Komplexe Traumafolgestörungen. Diagnostik und Behandlung von Folgen schwerer Gewalt und Vernachlässigung. Stuttgart: Schattauer.

Schauer, M., Neuner, F., Elbert, T. (2011). Narrative Exposure Therapy. A short-term treatment for traumatic stress disorders. Göttingen: Hogrefe.

Seiffge-Krenke, I. (2017). Widerstand, Abwehr und Bewältigung. Göttingen: Vandenhoeck & Ruprecht.

Sollberger, D., Gremaud-Heitz, D., Riemenschneider, A., Agarwalla, P., Benecke, C., Schwald, O., Küchenhoff, J., Walter, M., Dammann, G. (2014). Change in identity diffusion and psychopathology in a specialized inpatient treatment für borderline personality disorder. Clinical Psychology and Psychotherapy, 22 (6), 559–569.

Spitzer, C., Stieglitz, R. D., Freyberger, H. (2014). FDS – Fragebogen zu Dissoziativen Symptomen (3. Aufl.). Bern: Huber.
Staats, H. (2017). Die therapeutische Beziehung. Spielarten und verwandte Konzepte. Göttingen: Vandenhoeck & Ruprecht.
Taubner, S., Hörz, S., Fischer-Kern, M., Doering, S., Buchheim, A., Zimmermann, J. (2013). Internal structure of the Reflective Functioning Scale. Psychological Assessment, 25 (1), 127–135.
Taubner, S., Volkert, J. (2017). Mentalisierungsbasierte Therapie für Adoleszente (MBT-A). Göttingen: Vandenhoeck & Ruprecht.
Wallerstein, R. S. (1991/2001). Entwicklung und moderne Transformation der (amerikanischen) Ich-Psychologie. Psyche – Zeitschrift für Psychoanalyse und ihre Anwendungen, 55 (7), 649–684.
Wirtz, G., Overkamp, B., Schellong, J. (2013). Instrumente zur strukturierten Diagnostik. In M. Sack, U. Sachsse, J. Schellong (Hrsg.), Komplexe Traumafolgestörungen. Diagnostik und Behandlung von Folgen schwerer Gewalt und Vernachlässigung (S. 70–90). Stuttgart: Schattauer.
Wolf, M., Limberger, M. F., Kleindienst, N., Stieglitz, R. D., Domsalla, M., Philipsen, A., Steil, R., Bohus, M. (2009). Kurzversion der Borderline-Symptom-Liste (BSL-23): Entwicklung und Überprüfung der psychometrischen Eigenschaften. Psychotherapie – Psychosomatik – Medizinische Psychologie, 59 (8), 321–324.
Wöller, W. (2013). Trauma und Persönlichkeitsstörungen. Psychodynamisch-integrative Therapie (2. Aufl.). Stuttgart: Schattauer.
Yeomans, F. E., Clarkin, J. F., Kernberg, O. F. (2016). Übertragungsfokussierte Psychotherapie für Borderline-Patienten. Das TFP-Praxismanual. Stuttgart: Schattauer.
Zanarini, M. C., Young, I., Frankenberg, F. R., Nennen, J., Reich, D. B., Marino, M. F., Vujanovic, A. A. (2002). Severity of reported childhood sexual abuse and its relationship to severity of borderline psychopathology and psychosocial impairment among borderline inpatients. Journal of Nervous and Mental Disease, 190 (6), 381–387.
Zimmermann, J., Benecke, C., Hörz, S., Rentrop, M., Pehan, D., Bock, A., Wallner, T., Schauenburg, H., Frommer, J., Huber, D., Clarkin, J. F., Dammann, G. (2013). Validierung einer deutschsprachigen 16-Item-Version des Inventars der Persönlichkeitsorganisation (IPO-16). Diagnostica, 59 (1), 3–16.
Zimmermann, J., Benecke, C., Hörz-Sagstetter, S., Dammann, G. (2015). Normierung der deutschsprachigen 16-Item-Version des Inventars der Persönlichkeitsorganisation (IPO-16). Zeitschrift für Psychosomatische Medizin und Psychotherapie, 61, 5–18